ANESTHÉSIE PAR LE CHLOROFORME

DANS LA

TRACHÉOTOMIE

CHEZ LES ENFANTS ATTEINTS DE DIPHTÉRIE LARYNGÉE

PAR

Le Dr Eugène BEAUPÈRE

Ancien Interne des Hôpitaux de Lyon

LYON

TYPOGRAPHIE ET LITHOGRAPHIE J. GALLET

2, rue de la Poulaillerie, 2.

1888

ANESTHÉSIE PAR LE CHLOROFORME

DANS LA

TRACHÉOTOMIE

CHEZ LES ENFANTS ATTEINTS DE DIPHTÉRIE LARYNGÉE

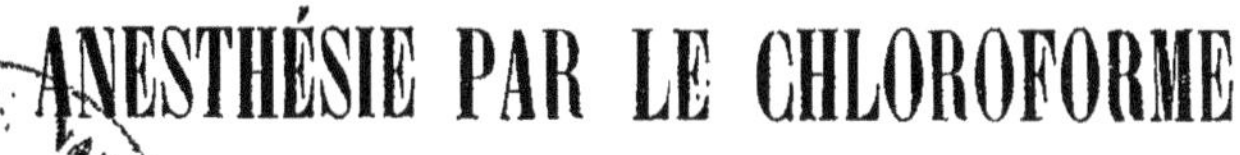

ANESTHÉSIE PAR LE CHLOROFORME

DANS LA

TRACHÉOTOMIE

CHEZ LES ENFANTS ATTEINTS DE DIPHTÉRIE LARYNGÉE

PAR

Le Dr Eugène BEAUPÈRE

Ancien Interne des Hôpitaux de Lyon

LYON
TYPOGRAPHIE ET LITHOGRAPHIE J. GALLET
2, rue de la Poulaillerie, 2.

1888

ANESTHÉSIE PAR LE CHLOROFORME

DANS LA

TRACHÉOTOMIE

CHEZ LES ENFANTS ATTEINTS DE DIPHTÉRIE LARYNGÉE

INTRODUCTION

L'anesthésie dans la trachéotomie est une question qui, avant l'année dernière, n'avait pas paru, en France du moins, mériter les honneurs d'une discussion sérieuse. Avant la communication de Ledentu faite au nom de Houzel sur 4 observations de trachéotomie avec chloroformisation, les chirurgiens, ne s'étaient nullement occupés de savoir si oui ou non on pouvait impunément donner le chloroforme pour pratiquer la trachéotomie.

On aurait pu croire à ce moment que c'était là chose nouvelle ; on s'est bien vite aperçu qu'il n'en était rien et qu'à l'étranger, en Allemagne, en Angleterre principalement, c'était chose courante, et que même en France nombre de chirurgiens avaient administré le chloroforme dans la trachéotomie, plutôt à titre d'essai que dans le but de voir si l'on pouvait ériger cette pratique en méthode générale.

Depuis lors différentes publications furent faites sur ce sujet. Toutes envisagèrent la question de la trachéotomie en général.

Pour nous, nous avons limité le cadre de nos recherches à la trachéotomie pratiquée dans le croup, c'est là le cas où cette opération est indiquée le plus fréquemment.

Nous avons envisagé la question au point de vue clinique exclusivement. Si parfois nous avons fait appel aux données de la physiologie pure, nous n'avons invoqué que des faits connus depuis un temps plus ou moins long. On pourra nous reprocher de n'avoir pas expérimenté l'éther pour nos anesthésiés, de n'avoir pas cherché à montrer par des tracés de la respiration pris chez nos malades pendant l'anesthésie le rôle précis du chloroforme. La chose nous eut été facile depuis les recherches de Marey sur ces modifications du tracé graphique respiratoire, suivant que l'obstacle à l'entrée de l'air siége pendant l'inspiration, pendant l'expiration ou à la fois pendant les deux temps du cycle respiratoire.

A ces critiques nous répondrons que si nous ne nous sommes pas livrés à ces recherches c'est que le temps matériel nous a manqué.

Nous n'avons pas de peine à l'avouer.

Lorsque nous avons commencé cette étude, nous étions prévenus contre l'anesthésie dans la trachéotomie.

Nous basant sur les nombreux accidents attribués à l'anesthésie et sur leur mode de production, nous pensions que l'anesthésie faite chez les enfants atteints de diphtérie laryngée, devait amener des troubles respiratoires d'autant plus marqués, que nous avions à faire, d'abord à des enfants chez lesquels les voies d'entrée de l'air sont des plus étroites, et ensuite parce que ces mêmes voies d'entrée de l'air sont presque complètement obstruées par les fausses membranes.

Nous avons dû nous rendre à l'évidence.

Nous nous sommes adressés à l'observation clinique du malade et c'est d'après des faits recueillis sans parti pris aucun ni pour ni contre l'anesthésie, que nous avons été amenés à la conviction que l'anesthésie dans la trachéotomie n'est nullement un danger pour le petit opéré, mais que, bien au contraire, elle met le médecin dans des conditions meilleures pour pratiquer une des opérations les plus délicates de la chirurgie, parce qu'elle laisse place à trop d'imprévu.

Nos observations et les enseignements que nous en tirons ont d'autant plus de valeur, que nos trachéotomies ont été faites souvent par des mains inexpérimentées, des mains de débutants qui se laissent impressionner non pas tant par l'opération qu'ils pratiquent que par la responsabilité d'un accident funeste dont ils se croient pour ainsi dire responsables. Et, du reste, il n'est pas un chirurgien qui ne sache soit d'après son observation personnelle, soit d'après des faits qui lui ont été rapportés ou dont il a pu être le témoin, que même en dehors de l'anesthésie, l'enfant pendant la trachéotomie peut succomber brusquement sans que l'on sache souvent d'une façon exacte à quoi attribuer cette suspension des fonctions vitales.

C'est à l'hospice de la Charité, dans le service des croups confié à la direction de M. le professeur agrégé Levrat, chirurgien de cet hospice que nous avons pu recueillir les faits que nous rapportons plus loin. Que notre maître veuille bien recevoir ici l'expression de notre reconnaissance pour les conseils et les marques de sympathie qu'il nous a donnés pendant notre internat.

M. le professeur Fochier, en acceptant la présidence de notre thèse, nous a fait un honneur que nous ne saurions trop apprécier.

M. le docteur Dubois, professeur de physiologie à la faculté des sciences, a bien voulu nous communiquer oralement le résultat de ses recherches, faites en collaboration avec P. Bert, sur l'anesthésie par le chloroforme, nous l'en remercions vivement.

Que tous nos amis ayant collaboré à notre travail, veuillent bien accepter nos meilleurs remercîments.

CHAPITRE PREMIER

Historique

William T. Morton et T. Jackson avaient montré les propriétés anesthésiques de l'éther. Simpson avait constaté que les vapeurs de chloroforme pouvaient jouer le même rôle. Depuis cette découverte, nombre de chirurgiens appliquaient les propriétés analgésiques de l'éther ou du chloroforme pour faire les opérations les plus diverses, aucun d'eux n'avait songé à profiter des avantages de l'anesthésie pour pratiquer la trachéotomie.

Snow (1) le premier, en 1852, préconise le chloroforme dans la trachéotomie. Il s'agissait d'un enfant atteint de croup, le chloroforme administré produisit la résolution complète en quelques instants, l'opération fut faite sans le moindre incident.

D'après ce chirurgien, le chloroforme employé avec prudence et à doses modérées, ne diminue pas la force des mouvements respiratoires, il permet d'éviter les mouvements convulsifs et la résistance inséparables d'une opération chez un enfant.

Après Snow, Evans (2) s'occupe de l'anesthésie dans

(1) London, *medical journal*, 1852.

(2) Edinb., *med. journal*, 1859.

la trachéotomie, mais pour la rejeter. Il croit que le chloroforme augmente les dangers de l'opération. Dans le rapport sur le chloroforme de la commission d'enquête de la société royale médico-chirurgicale de Londres, les avantages de l'anesthésie dans la trachéotomie sont reconnus.

John E. Erichsen, n' hésite pas à préconiser la chloroformisation dans la trachéotomie. Pour lui, la seule contre-indication est l'asphyxie avancée et la sensibilité abolie. Les avantages qu'on en retire sont les suivants : cessation du spasme laryngien, simplification des manœuvres opératoires. Howard Marsh, dans les comptes rendus de l'hôpital Saint-Bartholomé rapporte les résultats de sa pratique : dans toutes les trachéotomies qu'il a faites avec anesthésie, il a toujours observé la diminution du spasme laryngien, des mouvements de déplacement du larynx entraînant celui de la trachée. Il n'y a jamais eu d'accidents, l'opération est beaucoup plus facile, l'anesthésie n'est contre-indiquée que lorsque l'enfant n'oppose plus aucune résistance et a perdu presque complètement connaissance.

H. Marsh nous apprend que West, Jenner, Paget, Holmes, Smith, Gee sont tous partisans de l'anesthésie dans la trachéotomie.

M. Thomas s'exprime ainsi : « la plupart des chirurgiens sont opposés à l'emploi du chloroforme dans la « trachéotomie. Pour moi, il me semble que chez les « jeunes enfants il est presque impossible de s'en passer, « le chloroforme diminuant surtout l'état spasmodique « laryngien. Les malades peuvent à la fin de l'opération « paraître livides ou sur le point de mourir; mais,

« aussitôt la trachée incisée, alors que l'air peut péné-
« trer jusqu'au parenchyme pulmonaire, ils reviennent
« rapidement à eux.»

Morell Mackensie fait des restrictions à l'emploi du chloroforme. Il reconnaît que l'anesthésie facilite beaucoup l'opération, en supprimant les cris et les mouvements de l'enfant, et en rendant la respiration plus calme, mais il craint que le réflexe trachéal ne soit pas suffisant pour chasser le sang qui pénètre dans les voies aériennes au moment de l'incision de la trachée.

Durham et E. Owen donnent toujours le chloroforme dans la trachéotomie. L'irritabilité réflexe est suffisante pour déterminer la toux, surtout si on a soin d'exciter la trachée à l'aide d'une plume. Le chloroforme doit toujours être donné, sauf dans les cas où l'asphyxie est très avancée.

Les chirurgiens américains ne s'étaient guère occupés de l'anesthésie dans la trachéotomie avant ces dernières années. Presque toutes les publications faites sur ce sujet depuis 1884, montrent qu'en Amérique, l'anesthésie est chose courante. Simon, Baruch, Jennings, H. Lee, Packard, Sajous, Ward, admettent la chloroformisation non seulement comme une chose utile, mais même comme une nécessité. A. Jacobi, prétend que grâce au chloroforme, il meurt un moins grand nombre d'enfants pendant l'opération. R. W. Levett, rapporte dans le *Médecin-Record*, New-York, du 3 avril 1886, 77 cas de trachéotomies faites chez des enfants atteints de diphtérie laryngée. Dans la moitié des cas, l'anesthésie ne fut pas employée à cause de l'asphyxie déjà avancée, dans les autres, on administra tantôt l'éther, tantôt le chloroforme. Le premier produit du spasme laryngien, le second le fait disparaître. L'auteur insiste sur le collapsus, non mortel il est vrai, qui peut suivre l'administration de l'anesthésique, l'éther tout particulièrement.

Solis Cohen, est à peu près le seul chirurgien américain opposé à l'anesthésie. Voici comment il s'exprime :

« La guérison est plus probable quand on n'a pas fait « d'anesthésie. Il est du reste utile que le malade con- « serve sa connaissance, de façon à ce qu'il puisse tousser « et expectorer volontairement, ou donner une inspi- « ration profonde lorsqu'on l'y invite. L'anesthésie sup- « prime cet avantage qui sert quelquefois à prévenir « l'asphyxie. » Aussi, sauf de rares exceptions, n'y « a-t-il pas recours, même chez les enfants.»

En Belgique, Capart (de Bruxelles) pratique toutes les trachéotomies avec le chloroforme. Il n'a jamais eu d'accidents.

A Buénos-Ayres, un mémoire de Melchior Torres, nous apprend que l'anesthésie dans la trachéotomie est faite dans les cas de corps étrangers des voies respiratoires, mais qu'elle est peu employée dans toute autre occasion.

En Allemagne, Langenbeck, d'après Bose, se déclare dès 1859, partisan de l'anesthésie dans la trachéotomie. Simon (de Rostock) passa par les mêmes hésitations que Chassaignac en France. Il craignait au début, que l'asphyxie ne fut encore accrue par le ralentissement des mouvements respiratoires causé par la chloroformisation. Plus tard, il reconnut que le chloroforme rend la respiration plus calme, et permet ainsi de faire l'opération avec plus de sécurité. Kroenlein, en 1877, publie une statistique de 567 cas de trachéotomies pratiquées chez les enfants atteints de diphtérie laryngée.

« L'opération, sauf pour les enfants amenés tout à fait « asphyxiques, fut toujours faite avec l'aide du chloro- « forme qui ne cause jamais d'inconvénients, mais a, au « contraire, de tels avantages pour la rapidité et la sécu- « rité de l'opération qu'aucun chirurgien l'ayant employé « ne consentira volontiers à s'en passer. »

Passavant, dans un mémoire sur la trachéotomie dans la diphtérie laryngée, reconnaît que le chloroforme facilite beaucoup l'opération en rendant la respiration plus calme et en supprimant les mouvements de défense de l'enfant. Il conclut qu'il faut chloroformiser les enfants, sauf dans les cas où ils sont déjà anesthésiés, du fait même de l'asphyxie. Ranke, Max Schüller, Gerhardt reconnaissent la presque nécessité de l'anesthésie dans la trachéotomie. H. Wulff, dans sa thèse inaugurale, soutient les mêmes idées. Szymanowski au contraire, s'en montre l'adversaire résolu. Pour lui le chloroforme est non seulement inutile, il est dangereux ; il aggrave par l'asphyxie le danger de l'opération, il ne doit être employé en aucun cas.

En Italie, on s'est peu occupé de la question. On ne trouve signalée qu'une trachéotomie faite chez l'adulte par Novaro (de Turin) avec chloroformisation, et une communication de Catti au congrès de Copenhague (1884). Tous deux sont partisans de l'emploi du chloroforme.

En France, Chassaignac est le premier qui s'occupa de la question de l'anesthésie dans la trachéotomie.

Dès 1855, il exposait ses idées dans une leçon clinique.

qui fut reproduite dans la *Gazette des Hôpitaux* du 12 avril 1855 :

« Je ne conseillerai, dit-il, jamais l'emploi des anes-
« thésiques dans les affections qui portent un trouble
« plus ou moins profond dans l'exercice de la fonction
« respiratoire. Dans des conditions semblables, je crois
« que les agents anesthésiques peuvent rendre définitive
« une difficulté de respiration qui de sa nature n'était
« que momentanée. »

Ce n'est plus l'opinion qu'il défendit dans la *Gazette Médicale* du 5 décembre 1857, car son expérience lui avait appris que les anesthésiques, administrés avec beaucoup de douceur et de précautions, rendent des services réels. Il s'était agi d'un enfant atteint de croup.

A peu près à la même époque, M. le Fort, alors interne de Barthez, anesthésiait plusieurs enfants atteints de croup ; il ne fut rien publié à ce sujet, la question fut complètement oubliée, on ne paraissait plus se douter que l'anesthésie dans la trachéotomie pouvait rendre de réels services.

En 1873, M. le professeur Laroyenne, dans des notes chirurgicales insérées dans la *Gazette hebdomadaire de Médecine et de Chirurgie*, s'exprime ainsi en parlant de l'anesthésie dans la trachéotomie : « les chirurgiens anglais, dit-il, ne craignent pas d'avoir recours, paraît-il, aux anesthésiques. Leur emploi, jusqu'à preuve du contraire, nous semble contre-indiqué par l'état du patient qui est menacé d'asphyxie. » (1).

Depuis cette époque, M. Laroyenne a pratiqué plusieurs

(1) *Gaz. hebdom. de Méd. et de Chir.*, 19 décembre 1873.

fois la trachéotomie chez des enfants atteints de croup en employant le chloroforme, jamais il n'a observé d'accidents, l'opération a toujours été d'une extrême simplicité lors même qu'il y avait déjà asphyxie marquée. M. le professeur Fochier a donné dans quelques cas le chloroforme ; il n'a jamais eu qu'à s'en louer.

Au Congrès de Genève, en 1877, Revilliod, à propos de la diphtérie, soulève la question de l'anesthésie, il la considère comme inutile et dangereuse. La chloroformisation mise aux voix fut rejetée, malgré le plaidoyer de Miran en sa faveur.

La trachéotomie avec anesthésie, repoussée par Krishaber, défendue par Astier, soutenue avec des restrictions par Duret dans sa thèse d'agrégation, fut étudiée avec un peu plus de soin par Soyer dans sa thèse inaugurale. Soyer ne se fait du reste que l'écho des idées de son maître M. Gouguenheim. Les livres classiques sont presque tous muets sur la question. Deux ouvrages font mention de l'anesthésie dans la trachéotomie, le traité d'anesthésie chirurgicale de Perrin et Lallemand, et le dictionnaire de Jaccoud (Art. Trachéotomie de L. Dubar). Perrin et Lallemand s'expriment ainsi :

« Pour les autres opérations qui se pratiquent dans « cette région (le cou) telles que la trachéotomie, l'em- « ploi des anesthésiques a été universellement rejeté.

« Les opérations exécutées dans le voisinage de la « glotte étant pratiquées dans le but de remédier à un « état plus ou moins prononcé d'asphyxie, réclament « à plus forte raison l'abstention ; d'abord parce qu'elles « sont, par ce fait, moins douloureuses, mais surtout « parce que l'obstacle à la respiration auquel elles

« cherchent à porter remède est la première des contre-
« indications de l'emploi des anesthésiques.

« Le chloroforme n'aggrave pas, il est vrai, l'état
« asphyxique, mais il rencontre dans l'état de la res-
« piration les conditions les plus favorables au déve-
« loppement de la syncope. Pour ce motif, nous n'hési-
« tons pas à le proscrire, en pareille circonstance, d'une
« manière absolue. »

L. Dubar se croit autorisé à dire que « le chloroforme augmente les dangers de l'opération et a plusieurs fois déterminé la mort. Il est donc prudent de s'en abstenir.»

La communication de Le Dentu sur 4 trachéotomies pratiquées avec l'aide du chloroforme chez des enfants atteints de croup par Houzel (de Boulogne-sur-Mer) fut l'occasion d'une assez longue discussion à la société de chirurgie.

Lucas Championnière, Terrier, Richelot, Le Dentu, Verneuil, Lefort, Berger, Th. Anger se déclarèrent partisans de l'anesthésie dans la trachéotomie.

Tous se rangèrent aux idées de Houzel qui avait observé que « le chloroforme loin d'augmenter l'asphyxie régularise et ralentit la respiration, que de très faibles doses suffisent pour anesthésier ces malades dont la résistance vitale est amoindrie, que la période d'excitation fait défaut et qu'enfin le réveil n'est suivi ni de nausées ni de vomissements. »

Ces quatre observations de Houzel avec l'observation de Chassaignac, en 1857, constituent les seules publications sur la trachéotomie pratiquée avec l'aide du chloroforme, chez des enfants atteints de croup.

C'est ce que Le Dentu (1) faisait observer en ces termes à la société de chirurgie « où sont les observations françaises d'anesthésie dans la trachéotomie? Où sont « surtout les observations de trachéotomie avec anesthésie chez des enfants atteints de croup? Je connais « celle de Chassaignac, je connais encore les quatre « faits de Houzel. J'admets que d'autres m'aient « échappé, mais combien? Y en a-t-il seulement dix? « Dans ces conditions on peut affirmer que la question « est très neuve en France. »

Depuis la discussion de la Société de chirurgie, différentes publications furent faites sur la question. Signalons la *Revue critique* de MM. Hartmann et Broca, revue où l'historique de l'anesthésie dans la trachéotomie est faite d'une façon très complète. Nous y avons puisé largement de même que dans la revue générale de M. R. Pichevin dans la *Gazette des Hôpitaux*. Les auteurs de ces deux revues se montrent partisans de l'anesthésie; ils ne la rejettent guère que dans le cas d'asphyxie avancée.

Signalons enfin une leçon de M. le professeur de Saint-Germain, publiée dans le *Bulletin médical*, où ce chirurgien reconnaît l'utilité de l'anesthésie dans la trachéotomie, lorsqu'on opère de bonne heure et qu'on ne dispose pas d'un nombre suffisant d'aides.

Nous en aurons fini avec les publications récemment faites sur l'anesthésie, quand nous aurons signalé une note de D. Bernard (2), sur une observation de tra-

(1) Société de chirurgie, *bulletins, 20 avril 1887*.
(2) *Progrès médical* 1887.

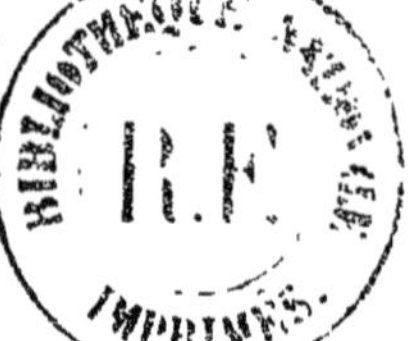

chéotomie pratiquée dans un cas de croup, sous la narcose chloroformique ; quelques considérations de M. Hénocque, dans la *Gazette hebdomadaire,* et un travail de M. Cadet de Gassicourt, dans le *Journal de médecine de Paris.*

CHAPITRE II

Ether ou chloroforme

Le chloroforme doit être préféré. — De son mode d'administration. — Précautions à prendre. — Comment se passe l'anesthésie chez les enfants atteints de diphtérie laryngée.

A quel agent anesthésique nous adresserons-nous ?

Nous ne discuterons pas la valeur de tous les agents anesthésiques. Nous rejetons d'abord l'amylène et le protoxyde d'azote. Si ce dernier peut rendre des services pour des opérations de peu de durée, il ne saurait être utilisé dans d'autres cas : il est, du reste, pour nous, une raison qui nous le fait éliminer d'emblée, c'est que le protoxyde d'azote ne produit l'anesthésie que par l'asphyxie qu'il amène. C'est, du moins, l'opinion généralement admise.

L'éther et le chloroforme ont seuls été conservés dans la pratique. Quel est celui qui doit être employé de préférence ?

Nous répondrons : le chloroforme.

Disons cependant que nous ne considérons que la question de l'anesthésie chez les enfants. Nous avons vu un trop grand nombre d'anesthésies à l'éther, nous avons pu en apprécier assez souvent les avantages pour que nous songions ici à faire son procès.

Du reste, les chirurgiens lyonnais habitués à employer l'éther reconnaissent la supériorité du chloroforme chez l'enfant.

Bouisson est un des rares chirurgiens qui ait préféré l'éther au chloroforme.

Giraldès avait constaté que « le chloroforme chez les enfants occasionne proportionnellement un nombre très restreint d'accidents. »

L'éther est repoussé par Jacobi, Winter, Durham ; les auteurs allemands ne le nomment même pas. Solis Cohen est radicalement opposé à l'éther.

Morell Mackenzie, opposé d'une façon générale à l'anesthésie dans la trachéotomie, dit « que l'éther ne doit être employé en aucun cas. »

Nous pourrions citer tous les chirurgiens ; c'est un fait universellement acquis : les enfants supportent mieux le chloroforme.

En effet, outre que l'éther nécessite pour son administration un outillage spécial, qu'il est inflammable et que son emploi est par cela même rendu difficile et dangereux, lorsqu'on est obligé de se servir d'un éclairage artificiel, l'anesthésie se produit beaucoup plus lentement. C'est là, dans le cas particulier qui nous occupe un fait qui doit entrer sérieusement en ligne de compte. Une excitation assez considérable est à peu près la règle Cette excitation est assurément une cause de gêne respiratoire. Notons encore la difficulté qu'il y a à se procurer de l'éther véritablement anesthésique, chimiquement pur, les doses considérables que l'on est obligé d'administrer le plus souvent, la résistance et l'effort qu'il provoque chez le patient qui cherche à se soustraire à une odeur désagréable pour le plus grand nombre, les nausées et les vomissements qui souvent accompagnent l'anesthésie et la suivent presque toujours, enfin le refroidissement auquel prédispose cet agent anesthésique.

Toutes ces raisons prises chacune en particulier ne sont pas, nous le reconnaissons de très grande valeur, mais réunies, elles constituent pour l'anesthésie en général chez les enfants, et dans l'anesthésie en vue de la trachéotomie en particulier, toute une série de conditions désavantageuses qui permettent de reléguer l'éther au second plan. A côté de ces inconvénients, il en est d'autres beaucoup plus sérieux.

Il suffit d'avoir assisté à quelques anesthésies par l'éther pour avoir constaté la fréquence de la toux, et des spasmes laryngiens au début de l'anesthésie. Or, à quoi tiennent ces spasmes laryngiens et ces efforts de toux? A l'action irritante des vapeurs d'éther sur les voies respiratoires supérieures. Or, il est bien évident que ces spasmes peuvent amener des accidents, et des accidents d'autant plus graves, que le larynx est déjà plus ou moins obstrué du fait de la présence des néomembranes.

Cette irritation produite par l'éther se fait sentir non seulement sur les voies respiratoires supérieures, mais encore sur les dernières ramifications bronchiques et le parenchyme pulmonaire lui-même. De là, dit Winter des congestions pouvant aller jusqu'à la production d'inflammations aiguës. C'est là un point capital à considérer chez les enfants atteints de diphtérie laryngée et que l'on trachéotomise. C'est en effet le plus souvent de l'intégrité du poumon ou de son atteinte que dépend le succès de l'opération. L'existence de l'infection diphtéritique, l'arrivée directe au poumon d'un air froid insuffisamment chargé de vapeurs d'eau, la possibilité d'infection pulmonaire par pénétration de liquides qui peuvent être septiques par la plaie trachéale, sont déjà des chances trop grandes d'affection pulmonaire pour que l'on ne cherche pas à en supprimer une qui peut jouer un rôle des plus actifs.

Nous arrivons maintenant à une série de faits, d'accidents attribués à l'éther tout particulièrement chez les enfants.

Ces faits ont été signalés par des chirurgiens lyonnais. Ils ont d'autant plus d'intérêt pour nous, qu'à Lyon, l'éthérisation compte plus de partisans que partout ailleurs.

En 1876, le professeur L. Tripier, au Congrès de Nantes, lut devant l'association française la relation de trois cas d'anesthésie par l'éther sur des sujets âgés de 5 à 10 ans. L'anesthésie, dans ces cas, fut accompagnée d'accidents très alarmants. Ces accidents consistaient dans un arrêt brusque de la respiration que rien ne pouvait faire prévoir. Cet arrêt survenait même dans les anesthésies de courte durée, soit pendant l'opération, soit dès que celle-ci était achevée.

Le cœur continuait à battre pendant quelques instants, mais la face devenait pâle ou légèrement colorée, sans cyanose. Dans les 3 observations de L. Tripier, on ne put rappeler les enfants à la vie que par une excitation vigoureuse et des manœuvres de respiration artificielle longtemps continuées.

Au Congrès du Havre, L. Tripier communique, au nom de M. Marduel, l'observation d'un fait analogue. Les mêmes accidents furent relatés par MM. Dron et Grandclément, dans le *Lyon médical* ; malgré cela, ces deux derniers restèrent fidèles à l'éther. Voici ces observations résumées :

OBSERVATION I

L. Tripier

Enfant de 8 ans. — Anesthésie à l'éther pour opération de phimosis.

L'opération dure 10 minutes. Le sac à éther est enlevé ; on croit devoir placer encore deux points de suture. A ce moment, je m'aperçois que le petit malade ne respire pas ; le cœur bat toujours. J'attire la langue au dehors avec des pinces. Respiration artificielle. Je mets le sujet la tête en bas. Projection d'eau froide sur la face ; pas de changement. La face est plutôt colorée ; toutefois pas de cyanose. On fait de la percussion ; on passe aussi, à différentes reprises, le doigt dans l'arrière-gorge, de façon à titiller l'orifice supérieur du larynx : aucune amélioration. Au bout de 25 à 30 minutes, la cyanose apparaît, et l'on s'apprête à pratiquer la trachéotomie. Sur ces entrefaites surviennent deux ou trois inspirations. Aussitôt on fait sentir des sels anglais, de l'ammoniaque ; frictions sèches, linges chauds. Après trois quarts d'heure d'angoisse, nous avons, avec mes deux confrères, MM. Vinay et Poncet, la satisfaction d'entendre un cri bientôt suivi d'une forte inspiration. Le cœur n'a jamais cessé de battre. L'enfant s'est rétabli rapidement.

OBSERVATIONS II ET III

L. Tripier

Enfants âgés l'un de 2 ans, l'autre de 5 ans 1/2, endormis à l'éther, présentent un arrêt brusque de la respiration, le cœur continuant à battre.

L'observation communiquée au Congrès du Havre par L. Tripier, au nom de M. Marduel, est analogue aux trois précédentes. On y a constaté, de plus, la disparition du pouls radial et l'affaiblissement considérable des battements du cœur.

En septembre 1887, M. Dron rapporte une nouvelle observation. « La respiration était arrêtée, écrit M. Dron ; le pouls radial avait disparu ; les battements du cœur étaient très faibles. Des excitations de toutes sortes rappelèrent l'enfant à la vie. »

Même fait relaté par M. Grandclément.

Malgré cela, comme nous le disions tout à l'heure, MM. Dron et Grandclément n'abandonnèrent pas l'anesthésie par l'éther, en citant des cas de mort par le chloroforme chez des enfants.

Comme le fait observer M. Arloing, il ne s'agit pas de savoir si le chloroforme peut tuer des enfants. La mort chez les jeunes sujets peut arriver comme chez les adultes, par des arrêts réflexes du cœur et de la respiration. Il s'agit de savoir si l'éther ne produit pas, plus souvent et plus facilement que le chloroforme, des accidents chez les enfants.

Arloing et Tripier, entreprirent en 1876, des expériences comparatives avec le chloroforme et l'éther sur de jeunes chats.

Toutes les expériences se montrèrent en concordance parfaite avec les faits révélés par la clinique :

Toujours la respiration s'est arrêtée avant le cœur, et l'arrêt de la respiration qui se produisait chez un animal jeune avec l'éther, ne se produisait pas chez le même animal avec le chloroforme.

Ces expériences montrèrent, en outre, que cette plus grande impressionnabilité des jeunes sujets pour l'éther est bien due à l'âge, et non aux prédispositions journalières ou individuelles, et qu'elle est indépendante de l'action locale que les vapeurs anesthésiques exercent sur les premières voies respiratoires. Mais, quelle est donc la cause intime? nous en sommes réduits, dit Arloing, aux hypothèses. L'éther pourrait bien suspendre rapidement l'influence du centre respiratoire ; C. Bernard comparaît ces arrêts de la respiration à ceux qui se produisent dans la galvanisation du bulbe ou du bout central pneumogastrique.

« Pourquoi, maintenant, les jeunes enfants sont-ils « plus sensibles aux effets de l'éther que les adultes? « Probablement parce que l'absorption par les éléments « anatomiques est plus active chez les premiers que chez « les seconds.

« Pourquoi, enfin, sont-ils plus sensibles à l'éther « qu'au chloroforme? C'est une question non résolue « encore actuellement. Dans tous les cas, c'est un fait « acquis ; le chirurgien fera bien de se le rappeler. (1).

C'est donc un fait d'expérience, l'éther chez les enfants peut avoir des inconvénients graves.

(1) Thèse de doctorat, 1879. Arloing.

Nous indiquerons plus loin, en montrant les avanta ges de l'anesthésie dans la trachéotomie, ce qui doit faire préférer le chloroforme.

Comment donc l'administrer, et quelles précautions devra-t-on prendre ?

Le danger de l'anesthésie en général, et en particulier de l'anesthésie dans la trachéotomie résultant surtout de l'action du chloroforme sur les voies respiratoires. « Le « problème que nous discutons serait beaucoup simplifié, « si on pouvait trouver un moyen pratique pour faire « arriver les vapeurs anesthésiques dans le sang, par « une voie autre que la muqueuse pulmonaire. » (1).

Les injections hypodermiques, les injections veineuses de chloroforme (Arloing), sont des méthodes par trop infidèles pour pouvoir être prises en sérieuse considération, aussi bien dans l'anesthésie en général que dans le cas particulier qui nous occupe.

De tous les procédés, le meilleur est comme presque toujours, le procédé le plus simple. La compresse sur laquelle on laisse tomber quelques gouttes de chloroforme, et que l'on place ensuite devant le visage du malade remplit certainement le plus grand nombre des indications. Elle permet en effet de surveiller plus facilement que tout autre appareil, le visage de son malade, de plus les vapeurs du chloroforme sont mélangées en notable proportion avec l'air, fait des plus importants.

C'est en effet le plus souvent parce qu'on a donné le chloroforme à doses massives que l'on a observé des accidents. Nous repoussons donc pour nos trachéotomies

(1) Soyer, Thèse de Paris, 1883-1884.

le procédé de Saint-Germain : l'application brusque au devant des voies respiratoires d'une compresse largement imbibée de chloroforme, la sidération en un mot. Si en effet le spasme glottique est à craindre d'une façon générale par irritation vive et subite du larynx, il doit l'être encore davantage chez nos enfants où les voies d'entrée de l'air sont plus ou moins obstruées.

Il est un moyen de donner le chloroforme qui permet d'éviter la plupart des inconvénients qui viennent de son mode d'administration. Grâce à l'obligeance de M. le professeur Dubois qui a bien voulu nous confier l'appareil à anesthésie imaginé par lui, nous avons pu voir combien l'anesthésie pratiquée suivant cette méthode donnait de sécurité. Malheureusement, cet appareil très applicable dans un hôpital, bien qu'il soit d'un prix assez élevé, ne peut trouver son emploi dans la pratique courante.

Le chloroforme donné sur une vulgaire compresse lentement, par gradations insensibles, en commençant de telle sorte que l'impression locale des vapeurs soit à peine ressentie, peut être pour un chirurgien prudent l'aide le plus précieux.

C'est en donnant le chloroforme, comme nous venons de l'indiquer, que nous avons pu assister à des anesthésies où nous n'avons jamais eu d'inquiétude véritable, relevant du fait même de l'application de l'agent anesthésique.

Chez nos opérés, en effet, l'anesthésie n'a pas présenté la marche qu'on lui voit suivre le plus ordinairement et la trachéotomie s'est présentée à nous, sous un aspect différent de celui qu'elle offre, lorsqu'on la pratique sans le chloroforme. Ce qui nous a frappé tout d'abord, c'est la rapidité avec laquelle le chloroforme agit, et combien est minime la quantité que l'on doit en employer ; le plus souvent quelques gouttes suffisent. Ces phénomènes s'expliquent très bien.

« Le sang, en effet, contient moins d'oxygène qu'à « l'état normal. Ce changement dans la composition a « modifié les propriétés des éléments nerveux dont l'ac- « tion périclite. Dans ces conditions, il suffit de la péné- « tration d'une faible proportion de chloroforme, pour « que les centres nerveux déjà atteints, subissent les « modifications intimes dont le résultat est l'anesthé- « sie. » (1).

Dès le début, parfois, l'enfant cherche à se soustraire à l'action du chloroforme, il se débat assez violemment, d'où apparition de troubles qui peuvent amener un peu de cyanose. Cette cyanose disparaît du reste aussitôt que le chloroforme commence à faire sentir son action. Bien plus il arrive fréquemment, lorsqu'on a à faire à des enfants chez lesquels la cyanose a déjà paru, que celle-ci diminue, en même temps que la respiration se régularise, que le tirage diminue. C'est là pour nous, une preuve évidente que le chloroforme agit sur l'élément spasmodique. L'enfant est presque immédiatement en résolution complète ; il est bien rare que cette résolution complète et l'insensibilité absolue qui l'accompagne, cessent pour faire place à une période d'excitation. Dans tous les cas, l'excitation est certainement rare, nous ne l'avons observée qu'une fois, les auteurs qui se sont occupés de la question n'appellent pas l'attention

(1) R. Pichevin, *Gazette des hôpitaux*, 1887.

sur ce point. Aussi, dès que l'on a constaté l'insensibilité, peut-on commencer l'opération. On peut enlever dès ce moment le chloroforme, l'action de celui-ci persiste ordinairement un temps largement suffisant pour terminer l'opération.

Que se passe-t-il au moment de l'incision de la trachée? On pourrait croire que l'enfant pendant le sommeil chloroformique ne pourra pas expulser le sang qui pénètre forcément dans la trachée une fois incisée. Il n'en est rien. A peine la trachée est-elle ouverte, que des efforts de toux rejettent et le sang qui a pénétré dans la trachée et les fausses membranes contenues dans les voies respiratoires. Autre phénomène important à noter, c'est que ces efforts de toux cessent après quelques secondes, jamais on n'observe ces efforts de toux spasmodiques, se succèdant quelquefois pendant plusieurs minutes d'une façon incessante, efforts de toux des plus fatigants pour l'enfant.

La canule ou la pince dilatatrice mise en place, l'enfant paraît complètement éveillé, ou si son sommeil continue, c'est un sommeil calme dont on ne songe guère à le tirer et que, du reste, on fera toujours bien de respecter, à moins que l'enfant ne paraisse tomber dans le collapsus, fait signalé par quelques auteurs, mais que, pour nous, nous n'avons jamais observé.

Autre phénomène assez spécial au cas qui nous occupe, c'est qu'il n'y a jamais de vomissements immédiatement ou un temps plus ou moins long après l'anesthésie.

Ce fait paraît tenir à la très petite quantité de chloroforme nécessaire pour produire l'anesthésie.

En somme :

Rapidité dans l'action du chloroforme qui agit à très petites doses, absence de période d'excitation, conservation du réflexe trachéal au moment de l'incision de la trachée, réveil rapide, absence de vomissements ou de nausées, tels sont les caractères assez particuliers de l'anesthésie chez nos opérés.

CHAPITRE III

De l'opportunité de l'anesthésie

Ses indications et ses contre-indications, ses avantages et ses inconvénients.

Y a-t-il véritablement indication à donner le chloroforme. Brown Séquard n'est-il pas venu, de nombreux faits en mains, montrer le rôle de l'incision des téguments de la région antérieure du cou, laryngo-trachéale au point de vue de la sensibilité à la douleur.

Voici du reste en quels termes l'éminent physiologiste s'exprime et à quelles conclusions il arrive. (1)

« J'ai constaté qu'une incision même légère de la peau du cou, surtout au voisinage du larynx, peut suffire pour faire disparaître la sensibilité dans les 2/3 antérieurs du cou et souvent dans bien plus de parties. La peau de la région cervicale antérieure dans toute son étendue, mais surtout à la ligne médiane et dans son

(1) Académie des Sciences, 4 avril 1887.

voisinage, ne peut être coupée sans qu'il y ait au moins une diminution dans la sensibilité aux causes de douleurs.

J'ai constaté dans un grand nombre d'expériences, surtout chez les chiens et les singes, que je pouvais mettre à nu, couper, nouer, galvaniser et même brûler les diverses parties des 2/3 antérieurs du cou sans causer de vives douleurs et quelquefois sans paraître en causer aucune.

« Si les chirurgiens peuvent faire la trachéotomie, dans les cas de croups et d'autres cas bien différents, ce n'est pas comme ils le croient, uniquement parce que la sensibilité est diminuée par l'asphyxie dans la plupart de ces cas, c'est sans doute aussi et surtout parce que le début même de l'incision de la peau, produit par inhibition la diminution ou la perte de la sensibilité ou de ce qui en reste. »

S'il en est ainsi on pourra récuser l'anesthésie dans la trachéotomie comme une chose pour le moins inutile.

Cependant nous nous permettrons une objection sur quels faits se baser pour affirmer que les mêmes phénomènes se passent chez l'homme? C'est là un point à éclaircir, un fait dont l'observation est facile en ce sens que la trachéotomie est une opération des plus fréquentes et qui tend à le devenir davantage par l'extension manifeste de la diphtérie dans les grands centres, à Lyon en particulier.

En attendant qu'une étude plus attentive de ce point intéressant de la trachéotomie soit élucidé, nous nous rappelons fort bien, que sauf les cas où l'asphyxie était avancée, l'enfant paraissait percevoir la douleur moins vivement à la vérité, pendant l'incision des couches profondes ou la dénudation de la trachée que pendant l'incision de la peau. Nous invoquons à l'appui de notre dire non pas tant notre expérience personnelle que celle de nos maîtres.

Ces expériences de Brown Séquard n'ont pas une importance considérable au point de vue qui nous occupe. Pour nous, il est un point capital à élucider qui domine toute la question de l'anesthésie chloroformique dans le croup, c'est de savoir si le fait d'une lésion du larynx, en particulier de la présence des membranes diphtéritiques n'entraîne pas forcément un spasme de la glotte.

Si ce spasme existe, l'anesthésie doit le faire cesser.

Si l'anesthésie le fait cesser, elle est absolument indiquée dans la trachéotomie, parce qu'elle permettra d'agir plus lentement et plus sûrement.

Chez les enfants atteints de diphtérie laryngée, deux éléments entrent en ligne pour produire l'asphyxie.

Un élément mécanique : la présence des fausses membranes.

Un élément d'origine réflexe : le spasme de la glotte.

Suivant qu'on admettra ou qu'on rejettera le rôle du spasme, on sera partisan ou non de l'anesthésie pour pratiquer la trachéotomie.

Si nous ouvrons la thèse de Lallement (1), nous voyons que le spasme de la glotte, rejeté par Home, est admis par Michaelis, Cullen, Lieutaud, Cheyne. Lors de la discussion de 1807 sur le croup, Royer Collard, rapporteur, insiste sur le spasme, et ne craint pas de dire que : « l'agent le plus redoutable dans cette maladie est le spasme. »

(1) Lallement, thèse de Paris, 1864. — *De l'élément nerveux dans le croup.*

C'est ce qu'admettent Valentin, Desruelle, Brichteau, Blaud et Lobstein.

Bretonneau ne reconnaît pas son influence. Guersant, Piorry, Bouillaud, Hardy et Béhier, Bouchut, Trousseau, Rillet et Barthez reconnaissent son rôle considérable dans la production de la gêne respiratoire.

Lallement, après une longue étude de la question, arrive aux conclusions suivantes : « les accès de suffo-
« cation ne sont pas déterminés exclusivement par
« l'obstacle mécanique, mais ils sont dus à la contrac-
« tion spasmodique des muscles du larynx, dont le
« résultat est l'occlusion de la glotte.

« Ces accès dépendent d'une action réflexe, dont le
« point de départ est la muqueuse irritée, et dont l'effet
« est la contraction des muscles animés par le spinal et
« le pneumogastrique.

« La trachéotomie a pour but de combattre les effets
« asphyxiques déterminés par l'obstacle mécanique et par
« l'occlusion spasmodique de la glotte (1). »

Ch. West fait jouer dans la production de l'asphyxie un rôle important au spasme laryngien.

Blache et Guersaut s'expriment ainsi : (2)

La gravité de la phlegmasie dans le croup tient certainement à la production de la fausse membrane ; mais elle n'est pas, comme on l'a fort bien observé, la cause directe de la mort et de l'espèce d'asphyxie à laquelle succombe le malade, puisque, dans le cas même où elle est très épaisse et le larynx fort étroit, il reste toujours

(1) Lallement, loc. cit.
(2) *Des maladies des enfants.* Traité.

assez de passage pour que l'air puisse pénétrer dans la trachée artère. La véritable cause de l'asphyxie croupale est une espèce de spasme du larynx et de la trachée artère, qui s'étend sur tous les organes de la respiration, entrave et paralyse les fonctions de l'hématose. Ce spasme n'est pas même toujours en raison de l'étendue de l'obstacle qui peut se former dans la trachée artère. Nous avons plusieurs fois remarqué que des individus succombent dans des angoisses extrêmes, quoiqu'ils n'aient que quelques lambeaux membraneux dans le larynx, tandis que d'autres s'éteignent tranquillement, lors même que les productions pseudo membraneuses se prolongent jusque dans les dernières ramifications des bronches.

A côté de l'opinion des médecins qui se sont occupés tout spécialement de la pathologie infantile, nous rapportons l'observation d'un fait dont nous avons été le témoin et où le spasme de la glotte jouait un rôle prépondérant dans les troubles respiratoires.

OBSERVATION

Enfant de 26 mois, robuste. Entrée le 20 décembre 1887, Salle des Croups.

On ne sait pas la date exacte du début de l'affection.

A son entrée, on constate la présence de fausses membranes sur les amygdales et les piliers du voile du palais. Toux croupale. Voix presque complètement éteinte. Tirage peu marqué. Dans le courant de la journée, la gêne respiratoire s'accentue. Le tirage a augmenté, l'inspiration est devenue spasmodique, saccadée, elle rappelle tout à fait le mode inspiratoire du hoquet. Il n'existe cependant pas de cyanose. Le soir, à 11 heures, l'état est à peu près le même, sauf que le tirage a un peu augmenté. On est sur le point de pratiquer la trachéotomie. Voyant le mode de respiration de l'enfant, on a l'idée d'essayer les inhalations de chloroforme. Après avoir préparé tous les instruments nécessaires pour faire la trachéotomie en cas de besoin, on fait respirer à la petite malade quelques gouttes de chloroforme. La résolution se produit presque immédiatement sous l'influence d'une très faible quantité du liquide anesthésique. La respiration se régularise, reprend un type à peu près normal, et le tirage diminue. On continue l'anesthésie pendant 10 minutes environ. Pas traces de cyanose.

On enlève le chloroforme ; un quart d'heure après, les mêmes signes de gène respiratoire réapparaissent, quoique moins accentués. L'enfant succombe 36 heures après à l'intoxication diphtéritique sans qu'il y ait eu indication de pratiquer la trachéotomie.

Cette existence du spasme est du reste un fait indéniable dans les lésions du larynx quelles qu'elles soient(1), chaque fois que la glotte est rétrécie ; il survient même à la suite de simples irritations produites par des cautérisations, par la présence du moindre corps étranger. Pendant la trachéotomie, fréquemment l'enfant s'agite, la glotte se convulse, la face bleuit, et, n'était l'intervention rapide, la mort arriverait brusquement.

Dans bon nombre de cas, nous sommes persuadés que si la mort est survenue pendant l'opération de la trachéotomie, la cause en a été souvent l'irritation d'un organe aussi susceptible que le larynx et le spasme consécutif.

C'est en outre une chose démontrée par des expériences de physiologie pure (C. Bernard — P. Bert). D'ailleurs

(1) Thèse de Soyer, 1883-1884. Paris.

comment expliquer pendant les anesthésies faites en vue de la trachéotomie, la diminution de la cyanose, diminution signalée dans bon nombre d'observations? L'élément mécanique reste le même, il n'y en a qu'un élément qui peut céder au chloroforme ; cet élément c'est le spasme de la glotte.

Quel rôle joue donc le chloroforme?

Augmente-t-il le spasme déjà existant de la glotte ou au contraire le fait-il cesser ou du moins le fait il diminuer notablement?

Le chloroforme, c'est un fait d'expérience, agit contre l'élément spasmodique. Aussi le voyons-nous donner avec succès dans le tétanos, dans les convulsions de l'enfance, il est bien rare qu'à la suite de son administration on n'observe pas une détente dans ces mouvements désordonnés du système musculaire.

Pourquoi vouloir supprimer pour les muscles du larynx cette cessation de contracture que produit le chloroforme sur tout le système des *muscles de la vie de relation.*

Morell Mackenzie, opposé à l'anesthésie dans la trachéotomie reconnaît que « les inhalations chloroformiques guérissent souvent immédiatement le spasme. »

Au début de l'administration du chloroforme, il peut se produire des spasmes de la glotte, moins fréquemment il est vrai qu'avec l'éther, mais on doit néanmoins en tenir compte. Ce fait connu depuis fort longtemps avait attiré l'attention des chirurgiens anglais dès 1864.

« Au moment où les vapeurs chloroformiques viennent « en abondance toucher la muqueuse laryngée, les « cordes vocales excitées exécutent des mouvements de « resserrement et de dilatation ; le larynx subit une

« ascension comme dans la déglutition et l'épiglotte « remonte derrière la base de la langue; mais bientôt « ces phénomènes cessent et la respiration se fait régu- « lièrement. » (1).

Mais ce spasme de la glotte, qui peut aller jusqu'à provoquer l'apnée, la syncope respiratoire, rare dans le croup, que nous n'avons pas observé et qui n'est pas mentionné non plus dans les publications faites sur ce sujet, est étroitement lié au mode d'administration du chloroforme. C'est ce que les expériences de P. Bert, faites en collaboration avec M. le professeur Dubois, ont mis hors de doute.

Dans plus de 300 anesthésies faites chez des animaux, et un nombre considérable de chloroformisations effectuées chez l'homme, jamais cette mort par syncope respiratoire n'a été observée du moment où le chloroforme a été administré suffisamment dilué dans l'air, (10 p. °/₀). Vient-on, au contraire, à donner les vapeurs anesthésiques à l'aide d'un mélange supérieur au titre de 10 p. °/₀, on voit la syncope respiratoire devenir de plus en plus fréquente, à mesure que le titre du mélange est plus élevé. Ce qui prouve bien que ce n'est pas tant la quantité de chloroforme absorbé que son administration à doses, pour ainsi dire massives, qui crée le véritable danger, c'est que l'on peut faire absorber à un animal 20 grammes de chloroforme, en lui faisant respirer de l'air chargé à 10 p. °/₀ de vapeurs chloroformées, et cela sans avoir d'accidents, tandis que

(1) *Transmed Journal* 1864. — Société médico-chirurgicale d'Angleterre.

quelques grammes donnés avec un mélange de 30 p. °/₀ par exemple, tueront rapidement ce même animal (1).

La syncope respiratoire peut donc être évitée.

Il est un autre accident que l'on pourra attribuer au chloroforme. Nous voulons parler de la syncope cardiaque. Le chloroforme, par son action irritante sur les voies respiratoires, peut arrêter le cœur par la voie réflexe des pneumogastriques. Cette action d'arrêt sur le cœur, admise depuis longtemps, a été démontrée par les expériences de Frank, et un peu plus tard par celles d'Arloing.

Si l'on fait respirer brusquement des vapeurs de chloroforme, d'ammoniaque ou d'éther à un animal, chien, chat, lapin, on voit aussitôt les battements du cœur se ralentir. Cet effet est encore plus marqué si l'on porte l'agent irritant directement sur les voies respiratoires supérieures. Bien au contraire, si l'on fait pénétrer les vapeurs de chloroforme par une canule mise dans la trachée, on ne voit pas se produire ce ralentissement des battements du cœur. C'est ce qu'ont bien démontré les expériences de Paul Bert.

Le danger des accidents du début de l'anesthésie, la production de la syncope cardiaque comme de la syncope respiratoire, réside donc dans la sensibilité exquise des voies respiratoires supérieures, et tout particulièrement de l'épiglotte et de la portion sus-glottique du larynx. Or, où les fausses membranes diphtéritiques se localisent-elles dès le début?

C'est un fait d'observation, la diphtérie laryngée d'em-

(1) R. Dubois. Communication orale.

blée est chose rare. Presque toujours il y a concomittemment de l'angine diphtéritique, qui a été la première en date ; le larynx n'a été envahi que secondairement. L'épiglotte, la portion sus-glottique du larynx, là où la sensibilité réflexe est la plus développée, sont donc toujours plus ou moins atteintes dès le début de la laryngite diphtéritique et elles le sont encore plus sûrement et plus profondément, lorsque l'encombrement de la glotte respiratoire par les fausses membranes nécessite pour l'air la création d'une nouvelle voie d'entrée.

Or, une muqueuse altérée a certainement son pouvoir réflexe considérablement diminué. C'est là ce qui rend la syncope, laryngo-réflexe (Duret), beaucoup moins probable que lorsque les voies respiratoires supérieures sont complètement intactes.

La syncope respiratoire et cardiaque, peut encore se produire, lorsque l'anesthésie est continuée depuis un certain temps ; c'est la syncope par intoxication (Duret). Cette syncope s'observe dans les anesthésies de longue durée, lorsque la quantité de chloroforme administrée a été considérable. Ce n'est pas dans la trachéotomie que pareil accident sera à redouter : la trachéotomie, en effet est une opération rapide qui ne demande, même dans les cas les plus difficiles, que quelques minutes.

Même chez les enfants qui ont paru résister à l'action du chloroforme, la quantité administrée n'a jamais été assez considérable, pour pouvoir amener des accidents par intoxication. Dans ces cas, la mort arrive par paralysie des ganglions excitateurs des mouvements du cœur (Vulpian).

La syncope est donc moins à redouter chez les enfants

atteints de croup, chez lesquels les voies respiratoires supérieures sont moins sensibles à la production des réflexes, sans que toutefois ceux-ci soient supprimés.

Mais si le chloroforme crée une prédisposition à la syncope, qui relève du fait même de l'administration de l'agent anesthésique, il prévient un autre accident qui est souvent une cause de mort subite : nous voulons parler de cette suppression subite des fonctions respiratoires et circulatoires qui se produit pendant la trachéotomie faite sans anesthésie, au moment où le bistouri s'enfonce dans la trachée. Cet arrêt est la plupart du temps définitif, c'est une cause de mort assez fréquente pendant l'opération.

Ces faits bien connus des physiologistes ont été tout récemment mis en lumière par Brown Séquard.

« Le larynx surtout, mais aussi la trachée et probable-
« ment la peau qui les recouvre sont capables, sous l'in-
« fluence d'une irritation mécanique, de produire l'inhi-
« bition du cœur, celle de la respiration et aussi celle
« de toutes les activités cérébrales. Il peut donc y avoir
« tout d'un coup, sous l'influence d'une irritation méca-
« nique de ces parties, une perte incomplète de connais-
« sance et une syncope cardiaque et respiratoire plus ou
« moins complète. Des expériences très nombreuses
« m'ont montré qu'il y a entre les effets de cette irritation
« et ceux de la piqûre du bulbe rachidien, une très
« grande analogie. (1) »

Or, nous n'avons jamais observé d'accidents analogues ; pareils faits ne sont pas signalés davantage, dans

(1) Brown Séquard, 4 avril 1887. com. à l'académie des sciences.

les observations étrangères, du moment où on emploie le chloroforme.

Comment donc l'expliquer ?

Le chloroforme n'agirait-il pas en diminuant la susceptibilité inhibitoire de la trachée ? Il préviendrait ainsi les syncopes par vive excitation d'un nerf sensitif.

Du reste, il est un fait indéniable, c'est que la syncope chez l'enfant est très rare, ce qui tient à ce que les réflexes sont beaucoup moins développés chez eux. Ajoutons qu'ils sont jusqu'à un certain point indemnes de ces lésions chroniques : pleurésies anciennes, dégénérescense graisseuse du cœur, etc., qui chez l'adulte sont une cause fréquente de mort subite durant l'anesthésie.

De plus, nous retrouvons rarement chez l'enfant cet état de surexcitation tout spécial, si fréquent chez l'adulte, cette peur instinctive de l'anesthésie comme de toute espèce d'opération, qui créent des prédispositions à la syncope. Tout le monde connaît le malade de Dupuytren, qui mourut subitement en entendant préparer les instruments qui devaient servir à l'opérer, avant même qu'il ne fut question d'anesthésie.

Citons encore le fait que nous a relaté M. le professeur R. Dubois : une malade très impressionnable, entrée à l'hôpital de Bordeaux, pour se faire pratiquer une opération insignifiante, demande instamment à être endormie. On verse quelques gouttes d'*eau* sur une compresse que l'on approche du visage de la malade ; à ce moment les fonctions respiratoires et circulatoires s'arrêtent brusquement. La malade ne put être rappelée à la vie.

Nous ne rappelons ces faits que pour montrer que la syncope peut être tout à fait indépendante de l'emploi du chloroforme, et que, dans certains cas, si cet accident se produit, il sera difficile de dire s'il y a eu syncope *par* le chloroforme, ou syncope *sous* le chloroforme.

Certains chirurgiens repoussent l'emploi du chloroforme dans la trachéotomie, comme étant pour le moins inutile.

Pourquoi disent-ils, donner du chloroforme à des enfants déjà anesthésiés du fait même de l'asphyxie ! A cela, nous répondrons que si l'on veut attendre pour opérer que l'enfant soit anesthésié par asphyxie, et il faut que cette asphyxie soit déjà avancée, il est évident que l'anesthésie est inutile. Mais, doit-on attendre précisément pour opérer cette période ultime du croup ? C'est là une question que nous ne voulons pas discuter complètement, mais cependant sur laquelle nous voulons émettre un avis qui est du reste partagé par le plus grand nombre.

« Tant que la trachéotomie, dit Trousseau, a été dans nos mains une arme infidèle, j'ai dit : il faut la pratiquer le plus tard possible ; maintenant que je compte de nombreux succès, je dis : il faut la pratiquer le plus tôt possible. (1).

« Les chances de succès de l'opération sont d'autant plus grandes qu'elle aura été pratiquée plus tôt. » (2)

Il faut donc, en somme, opérer de bonne heure. Mais que faut-il entendre par cette locution d'opération pratiquée de bonne heure. L'opération est considérée comme

(1) Trousseau Leçons cliniques.
(2) Trousseau. — id.

hâtive, lorsqu'elle est faite alors que la période asphyxique n'est pas très avancée, mais alors pourtant que la voix est éteinte, ainsi que la toux, que la dyspnée est venue se montrer d'une façon continue avec tirage et signes de stase sanguine dans les capillaires.

Barthez a bien distingué les deux cas en face desquels le médecin se trouve placé : a-t-on affaire à un croup infectieux ou à un croup simple?

Dans le premier cas opérez de bonne heure, un double péril menace en effet l'enfant: l'asphyxie d'une part, l'intoxication diphtéritique de l'autre; il faut opérer de bonne heure pour conserver au malade des forces qui s'épuiseraient dans cette lutte suprême et ne permettraient plus son relèvement et le rétablissement des fonctions après l'entrée libre de l'air.

Dans le deuxième cas, vous pouvez attendre et cependant n'oubliez pas que les effets de l'asphyxie disparaissent moins bien lorsque celle-ci a été longue (Cl. Bernard) ici plus particulièrement encore où l'on est en présence d'une affection qui altère les globules et leur pouvoir absorbant pour l'oxygène.

Il ne faut pas attendre pour opérer « la période asphyxique »; ce sont les propres paroles d'Archambault. Comme le dit si bien l'éminent médecin « l'anesthésie pour un enfant qui asphyxie est une mort partielle »Si dans ces conditions, c'est toujonrs Archambault qui parle, « l'opérateur n'est pas d'une extrême habileté, ne procède pas rapidement, hésite à placer le dilatateur ou la canule, s'il y a hémorrhagie, en un mot, si tout ne va pas absolument droit, l'opéré a des chances de succomber.

Du reste, l'asphyxie prolongée peut déterminer dans

le poumon des lésions matérielles qui persisteront lors même que l'air y arrivera en abondance.

Au bout de peu de temps, il y a de l'atélectasie pulmonaire. Sont-ils nombreux, d'ailleurs, les exemples où le tirage étant déjà marqué, les fonctions de l'hématose déjà entravées, on a vu les troubles respiratoires cesser et où on a pu, par là même, éviter une opération toujours inutile lorsqu'elle n'est pas impérieusement indiquée ?

Nous opérons, lorsqu'il y a eu des accès de suffocation, lorsque la toux devient rare et très sèche, lorsque les inspirations sont fréquentes et qu'elles s'accompagnent d'une contraction violente des muscles du cou, des ailes du nez, et lorsque le tirage est très marqué. L'apparition d'une légère coloration bleuâtre des lèvres ou des ongles sera pour nous une indication opératoire impérieuse.

Si l'on attend plus tard, l'enfant s'épuise en efforts respiratoires, du fait de l'hématose incomplète, la nutrition des tissus est en souffrance, la résistance vitale diminue, c'est une chance de guérison de moins que l'on donne au petit malade. Le chloroforme doit-il être donné lorsque la cyanose a fait son apparition ? Nous répondrons que l'administration de l'agent anesthésique dépendra du degré de l'asphyxie.

Il est évident que, lorsque la cyanose est très avancée, la respiration extrêmement rapide, en un mot, lorsqu'il y a suffocation imminente, il ne saurait être question d'anesthésie Il y a une première indication qu'il faut se hâter de remplir : faire arriver de l'air aux poumons le plus rapidement possible.

Mais devra-t-on abandonner l'anesthésie lorsque l'asphyxie n'en est qu'à la période initiale? Non, certes. L'anesthésie est en effet complètement indépendante de l'asphyxie. Le sang artériel conserve sa couleur rouge ordinaire et contient sa proportion normale d'oxygène (C. Bernard) (1). Voilà un fait reposant sur des recherches physiologiques précises et qui nous explique pourquoi, dans l'anesthésie faite en vue de la trachéotomie, la cyanose n'augmente pas, lors même qu'il y a un commencement d'asphyxie, et pourquoi elle diminue lorsque l'élément spasmodique a disparu par l'administration du chloroforme.

D'après certains auteurs, l'état de cyanose avancé ne contre-indique pas toujours l'anesthésie.

Word cite le cas d'un enfant âgé de 13 mois :

Un pois avait pénétré dans ses voies aériennes, on en fit l'extraction au moyen de la trachéotomie avec anesthésie chloroformique. Celle-ci fut bien supportée malgré l'engorgement des poumons et l'état de cyanose dans lequel se trouvait déjà l'enfant.

Deux des enfants que nous avons trachéotomisés après anesthésie au chloroforme (observations XIV et XXIII) présentaient une cyanose très marquée. Il n'y a pas eu d'accidents, pas même de menaces. Malgré cela il nous semble qu'en pareil cas, la trachéotomie doit être faite sans anesthésie.

Un des plus graves inconvénients que l'on ait pu reprocher à l'anesthésie dans la trachéotomie, ce sont les chances d'asphyxie que l'on fait courir à l'enfant au moment de l'incision de la trachée, du fait de la péné-

(1) Bernard. *Leçons sur les anesthésiques*.

tration du sang dans cette dernière. Il semble en effet, que si l'enfant est en résolution complète par suite de l'administration du chloroforme, le réflexe trachéal nécessaire à l'expulsion du sang et des fausses membranes pour laisser pénétrer l'air jusqu'aux poumons, doit être supprimé. Il n'en est rien. Dans tous les cas que nous avons observés, dans toutes les trachéotomies faites en France ou à l'étranger, on n'a jamais signalé cette absence du réflexe trachéal. A peine la trachée est-elle ouverte que des efforts de toux rejettent au dehors le sang qui a pénétré dans la trachée, et les fausses membranes qui obstruaient les voies d'entrée de l'air.

On peut du reste voir se produire, comme nous l'avons observé, de la cyanose aussitôt après la ponction de la trachée, bien que des efforts de toux se soient produits. Ce même accident a lieu du reste lors même qu'on n'a pas administré de chloroforme, il est dû à ce que l'incision de la trachée n'est pas suffisante pour laisser échapper le sang, qui pénètre toujours en plus ou moins grande abondance dans les voies aériennes, et les fausses membranes qui ont été détachées par les premiers efforts de toux. Cet accident cesse immédiatement lorsque l'ouverture trachéale est agrandie ou lorsque la pince ou la canule sont mises en place.

Nous ne dirons que quelques mots des avantages du chloroforme, qui supprime la douleur et facilite une opération toujours émouvante. Que des chirurgiens habitués à pratiquer la trachéotomie fréquemment, ou à manier le bistouri tous les jours, regardent comme inutile cette absence complète de mouvements pendant l'opération, la chose se comprend assez facilement, en particulier pour ceux qui, comme M. de Saint-Germain, font la trachéotomie en un temps. Mais, pour le praticien qui ne fait une trachéotomie qu'une fois en passant, qui est mal secondé par des personnes s'effrayant aisément à la vue du sang, il est évident qu'il y a là des avantages incontestables.

Ne nous attendons pas à trouver chez nos enfants atteints de croup, ce stoïcisme dont parle M. de Saint-Germain dans sa clinique publiée par le *Bulletin médical*. Quoiqu'en dise Solis Cohen, qui prétend que l'enfant « ne bouge que très peu, connaissant le but de l'opération et sachant qu'on veut le soulager » (1), l'enfant a peur, il se débat pour se soustraire à ce qu'il considère plutôt comme un danger que comme un soulagement à sa souffrance. Cette lutte qu'on est obligé de soutenir contre l'enfant pendant l'opération est certainement une cause d'asphyxie, car elle produit des troubles dans les mouvements respiratoires. On pourra nous objecter que l'enfant résiste tout autant pour se soustraire à l'agent anesthésique, nous répondrons que s'il est vrai que la cyanose se produise au début de l'anesthésie lorsque l'enfant résiste plus ou moins, cette cyanose disparaît aussitôt que la résolution commence à se produire, et elle se produit très rapidement, le chloroforme agissant chez les enfants atteints de croup après un temps extrêmement court.

Considérerons-nous comme une contre-indication sérieuse à donner le chloroforme à nos enfants pour les

(1) Solis Cohen. *Encyclopédie internationale de chirurgie*. T. VI, p. 91.

trachéotomiser, les accidents tardifs que l'on peut observer dans l'anesthésie ?

Ces accidents se développent alors que le sujet semblait soustrait à l'action chloroformique, qu'il avait recouvré depuis longtemps ses sens et ne ressentait plus aucun de ces effets qui succèdent quelquefois pendant plusieurs heures à l'anesthésie la plus heureuse. Ces accidents apparaissent après 12, 18 ou 24 heures.

Voici comment De la Roche au Lion décrit les accidents pulmonaires :

« Peu de symptômes locaux en somme, et encore sont-ils très mobiles ; par contre, l'état général est très grave et subit parfois des changements en sens inverse des signes locaux, au début pas de râles sonores, parfois on ne les rencontre même pas ; pas de quintes de toux violentes, etc., plus tard des râles sous-crépitants fins et en petit nombre, une expectoration nulle : tous ces symptômes, sont loin de ressembler à ceux de la bronchite commune. » (1)

De la Roche voit là l'effet de la paralysie des muscles de Reissessen, paralysie consécutive à l'action du chloroforme sur les extrémités nerveuses terminales, à une véritable action toxique. Sans vouloir discuter cette opinion, il nous semble beaucoup plus simple d'admettre d'après la loi de Stokes la paralysie des muscles sous-jacents à une muqueuse enflammée.

Le chloroforme a une action locale irritante certaine sur le poumon, mais cette action ne se fait vraiment sentir que lorsque l'anesthésie est longtemps continuée.

(1) De la Roche au Lion. Thèse de Paris, 1873.

Dans tous les cas c'est un accident rare, il est peu de nos maîtres qui en aient observé des cas, nous-même n'en avons jamais vu chez nos enfants. Tous ceux qui ont succombé, sont morts par intoxication diphtéritique ou par broncho-pneumonie, terminaison habituelle du croup.

Cadet de Gassicourt a appelé l'attention sur les dangers de l'emploi du chloroforme dans la trachéotomie.

OBSERVATION

Enfant de 4 ans 1/2 qui, après quelques jours de laryngite, fut pris subitement d'accès de suffocation. On pouvait croire à une laryngite striduleuse. Il n'y avait point de fausses membranes dans le pharynx. Peu après le tirage permanent succéda aux accès spasmodiques.

Depuis 13 jours, l'état était stationnaire.

On l'amène à l'hôpital. Point de fausses membranes dans l'arrière-gorge. Examen laryngoscopique négatif à ce point de vue, mais œdème de la glotte évident.

Cet enfant avait été trachéotomisé une première fois le 5 juillet. Le 20 juillet, pour cet œdème de la glotte, la trachéotomie est de nouveau faite. On emploie le chloroforme. On endort l'enfant pour voir si les spasmes de la glotte diminueraient. Le tirage ne diminue pas. La dyspnée continue « l'opérateur, jusque-là, n'avait qu'à se louer du chloroforme, » mais après l'opération, l'enfant entra dans un état syncopal sérieux et prolongé. Bien que l'obstacle à l'entrée de l'air fut supprimé complètement ; le malade, pendant une demi-heure, eut besoin d'être surveillé de près ; son pouls misérable, sa respiration irrégulière et saccadée donnèrent des inquiétudes. Puis il fut pris de vomissements, bien qu'il fut à jeun. Bref, on eut lieu de regretter l'emploi du chloroforme.

Je conclus en disant :

« Je me crois donc autorisé à dire que la chloroformisation dans « la trachéotomie présente de très sérieux inconvénients et ajoute « aux dangers de l'opération d'autres dangers très graves, sans que « les avantages de cette méthode soient assez évidents pour en « comparer les périls. » (1)

Bien qu'il ne s'agît pas d'un croup véritable, il nous semble que les accidents signalés par M. Cadet de Gassicourt, accidents se produisant dans le pseudo-croup, peuvent tout aussi bien être observés dans la diphtérie laryngée.

Pour nous, nous ne les avons jamais observés, il est un fait au contraire, qui nous a frappé, c'est le réveil presque immédiat de l'enfant aussitôt la canule mise en place. Lorsque l'enfant ne paraissait pas complètement éveillé, jamais on n'a jugé utile de hâter le réveil, la respiration et le pouls n'ayant jamais présenté cette faiblesse et cette irrégularité dont parle M. Cadet de Gassicourt. Ces accidents qui ne sont du reste signalés par aucun des auteurs qui se sont occupés de l'anesthésie dans la trachéotomie, sauf par Lewett, et encore ce chirurgien ne l'a-t-il indiqué que pour l'éther, sont certainement très rares, ils ne sont pas, à notre avis, un motif suffisant pour rejeter l'anesthésie qui présente des avantages pouvant contre-balancer aisément ces quelques inconvénients.

(1) Cadet de Gassicourt. *Journal de médecine de Paris*, 20 novembre 1887.

OBSERVATIONS

OBSERVATION I.

HOUZEL (de Boulogne-sur-Mer).

Petite fille de 5 ans atteinte du croup. Le docteur Houzel est appelé précipitamment auprès d'elle, le 5 février 1885. Un tirage déjà fort, la cyanose des lèvres et des extrémités indiquaient une asphyxie avancée.

Comme les parents refusaient la trachéotomie à cause des souffrances qu'elle devait causer à l'enfant, le docteur Houzel proposa la chloroformisation.

« L'enfant s'endormit facilement, sans période d'excitation et sans que la gêne respiratoire fut le moins du monde aggravée. »

La difficulté qu'éprouva un des confrères de M. Houzel qui opérait à introduire la canule rendit très émouvante la fin de l'opération. Une hémorrhagie profuse, accompagnée de violents efforts de toux, amena un état de mort apparente jusqu'au moment où M. Houzel, reprenant le bistouri, incisa la trachée sur le milieu (elle l'avait d'abord été latéralement), y plaça une canule et pratiqua la respiration artificielle. Au bout de quelques instants, l'enfant revint à la vie.

Malgré ces inquiétantes péripéties, la guérison eut lieu.

OBSERVATION II.

HOUZEL (de Boulogne-sur-Mer).

Petit garçon de 5 ans et demi. — Tirage et asphyxie commençant. — Le chloroforme fut donné pour la trachéotomie, sans incident particulier. « Quelques instants après l'opération, l'enfant se réveillait, respirant facilement et accusant un grand soulagement ».

La mort survint trente-six heures après, par suite de la marche naturelle du mal.

OBSERVATION III.

HOUZEL (de Boulogne-sur-Mer).

Petite fille agée de 2 ans et 9 mois, prise du croup le 26 mai 1886. Le lendemain, la respiration est accélérée, le tirage commence. Dans la nuit, des accès de suffocation rendent la trachéotomie nécessaire.

Chloroformisation jusqu'à anesthésie complète. L'enfant se réveille rapidement après l'introduction de la canule.

Malgré une amélioration notable qui dura cinq jours, l'enfan succombe à une broncho-pneumonie.

OBSERVATION IV.

Docteur Bernard.

Enfant de 3 ans et demi, vigoureux. Toux voilée, voix rauque, dyspnée continue et progressive, sans accès de suffocation ; tels sont les symptômes présentés.

Au moment de l'opération aphonie presque complète. Tirage énorme Les deux temps de la respiration extrêmement fréquents sont égaux et également laborieux. Enfant agité Face pâle bleuâtre, extrémités couvertes d'une sueur froide, pouls petit rapide et incalculable. On essaie de donner le chloroforme à petites doses, doucement; mais l'enfant se débat, on est obligé de l'administrer à *doses massives par le procédé de M. de Saint-Germain* L'enfant, sous la compresse imbibée abondamment de chloroforme et maintenue exactement sur la racine du nez, le menton et les joues, n'a plus d'autre moyen de résistance que de suspendre sa respiration. Nous le voyons, dans un violent effort pour se redresser, se cyanoser, puis faire une profonde inspiration et tomber en résolution sur la table d'opération

A notre grande surprise, à la 4e inspiration, la conjonctive anesthésiée, l'enfant respire facilement, le tirage s'amende. Après le premier coup de bistouri le sifflement et le tirage ont complètement cessé. On incise les parties molles, au moment où l'on s'apprête à ouvrir la trachée, l'enfant porte la main à la plaie; on redonne le chloroforme, la résolution est complète.

On incise la trachée, on place le dilatateur. Expulsion immédiate de mucosités blanchâtres.

L'enfant s'éveille aussitôt et demande à boire.

Expulsion le lendemain par la canule de fragments pseudomembraneux, l'enfant succombe le 3e jour de bronchopneumonie.

OBSERVATION V

Julie L., 5 ans, entrée le 4 novembre 1887, Salle des Croups.

L'enfant est malade depuis le 31 octobre. Un médecin a constaté, il y a trois jours, des fausses membranes sur les amygdales

Au moment de son entrée, on ne constate rien autre chose

qu'une légère tuméfaction des amygdales et un peu de rougeur ; pas de gonflement ganglionnaire parotidien. Un accès de suffocation dans l'après-midi.

A 6 heures du soir, la voix et la toux sont complètement éteintes, le tirage est peu marqué, il n'y a pas de cyanose, mais la respiration est extrêmement pénible, sifflante, les muscles respirateurs accessoires se contractent énergiquement. On anesthésie l'enfant au chloroforme.

La petite malade, qui est très vigoureuse, se débat violemment, mais le chloroforme agit très rapidement, quoique donné à très faibles doses. Après une minute, l'enfant est en résolution ; il ne se produit pas de période d'agitation.

La respiration est régulière, quoiqu'un peu plus rapide ; la contraction des muscles respirateurs accessoires est beaucoup moins active.

Incision de la peau et des aponévroses. L'opérateur qui fait une trachéotomie pour la première fois met un temps assez long pour dénuder la trachée, il la ponctionne, l'incision est insuffisante pour laisser échapper le sang qui a pénétré dans la trachée. Un seul effort de toux se produit, on voit des bulles d'air se former au sein du sang qui recouvre la plaie, l'enfant fait quelques inspirations convulsives et la respiration s'arrête. On agrandit l'incision à l'aide du bistouri boutonné, la canule est introduite rapidement.

On pratique la respiration artificielle, on fait des frictions énergiques. Après une minute et demi, l'enfant fait une première inspiration bientôt suivie de plusieurs autres plus puissantes, qui font rejeter par la canule des débris de fausses membranes.

La respiration se régularise peu à peu.

L'enfant est sortie guérie le 16 novembre

OBSERVATION VI

Gaspard G., 3 ans et demi, entre le 9 novembre 1887, Salle des Croups.

Depuis six jours, l'enfant paraît malade ; le premier symptôme a été la toux ; celle-ci a pris un timbre rauque, puis, de même que la voix, elle s'est complètement éteinte. Un accès de suffocation.

A son entrée, on constate une légère tuméfaction ganglionnaire en arrière de l'angle du maxillaire inférieur. Les amygdales, les piliers du voile du palais sont complètement recouverts par des fausses membranes. La face est très pâle, pas de cyanose cependant. Toux et voix éteintes. Tirage extrême. Respiration très accélérée. Rien d'anormal à l'auscultation du poumon.

L'enfant est anesthésié au chloroforme, le sommeil se produit rapidement. Sans avoir eu de période d'excitation, le petit malade tombe en résolution complète; il ne réagit plus sous l'influence d'un pincement énergique de la peau.

Le pouls et la respiration se sont un peu accélérés, le tirage est resté ce qu'il était, pas de cyanose. On incise les parties molles et on arrive sur la trachée. A ce moment, l'enfant fait quelques mouvements des épaules, la trachée est incisée. La canule, mise aussitôt en place, laisse échapper une quantité considérable de fausses membranes que des efforts de toux expulsent avec un peu de sang. L'enfant se tient seul sur son séant. Ces efforts de toux cessent presque immédiatement, le tirage a disparu, la respiration se fait librement.

L'enfant allait très bien, quand, le 15 novembre, sa température monte à 39°3 en même temps qu'apparaît une dyspnée assez marquée.

Le 16, la température est à 40°7. Dyspnée extrême. Abattement. Pâleur du visage. Tendance continuelle au sommeil. On administre des bains tièdes à 28° (il existe des signes évidents de broncho-pneumonie).

Le 1er décembre, l'enfant part complètement guéri.

OBSERVATION VII

P., Henri, 4 ans, entre le 27 novembre 1887. Salle des Croups.

L'enfant, bien portant habituellement, est devenu depuis trois jours triste ; il a perdu peu à peu l'appétit.

Depuis le matin, il s'est mis à tousser. Sa voix, sa toux sont devenues progressivement voilées.

Au moment de son entrée, on constate que toute l'arrière-gorge est recouverte de fausses membranes. Tuméfaction notable de la région parotidienne. Tirage des plus marqués. Pas de cyanose, mais teint d'un blanc mat On administre du chloroforme, L'enfant est encore robuste, il cherche à se soustraire à l'action de l'agent anesthésique, mais, après quelques inspirations, la résolution complète est obtenue. La respiration est devenue un peu plus rapide, le pouls n'a pas subi d'altération, le tirage a diminué, pas de cyanose.

Incision de la peau et des couches prétrachéales.

Production d'une hémorrhagie assez abondante. (On a constaté après qu'elle était due à une branche anastomotique volumineuse entre les deux jugulaires externes. L'opérateur qui en est à sa première trachéotomie après d'infructueuses tentatives longtemps continuées ne peut inciser la trachée. L'opération se prolongeant, on enlève le chloroforme par crainte d'accident.

Le bistouri est pris par un des aides, l'enfant fait quelques mouvements. La trachée est rapidement ouverte et la canule mise en place. L'enfant rejette aussitôt du sang en assez grande quantité, mélangé à des fausses membranes.

Le tirage a cessé ; l'enfant va bien. La quantité de chloroforme employé a été de 3 grammes environ. Il n'y a pas eu de période d'excitation.

L'enfant a succombé le 2e jour à l'intoxication diphtéritique sans présenter de cyanose, sans signes de broncho-pneumonie et sans élévation de température.

OBSERVATION VIII

Claudine S., 4 ans, entre le 27 novembre 1887, Salle des Croups.

On n'a pas de renseignements sur l'enfant.

En l'examinant, on constate quelques plaques diphtéritiques sur les amygdales et une légère tuméfaction ganglionnaire parotidienne — Toux et voix éteintes — Tirage très marqué. Pas de cyanose.

On anesthésie l'enfant au chloroforme — Elle ne fait presque aucune résistance pour se soustraire à l'action du liquide anesthésique.

Dès les premières inspirations la résolution se fait ; après une minute et demi environ elle est complète — La respiration est régulière, le tirage est le même, le pouls est bon, il s'est légèrement accéléré.

Incision des parties molles superficielles ; l'opérateur qui fait sa première trachéotomie, met fort longtemps pour écarter les muscles situés au devant de la trachée et pour dénuder celle-ci.

Une première ponction est faite à la trachée, on essaie mais en vain d'introduire la pince dilatatrice, l'incision de la trachée n'est pas suffisante, l'enfant se cyanose ; un aide termine rapidement l'opération. — La respiration qui s'était suspendue quelques secondes reprend d'elle-même aussitôt la canule mise en place.

Des lambeaux de fausses membranes sont expulsés avec un peu de sang par des efforts de toux – L'enfant dort paisiblement ; ses parents ont voulu l'emmener malgré la résistance qu'on leur a opposée, elle a succombé peu de jours après.

OBSERVATION IX

Camille B., 27 mois, entré le 29 novembre 1887, Salle des Croups.

On n'a pas de renseignements sur le début de l'affection.

Au moment de l'entrée de l'enfant, on constate que tout le pharynx est recouvert par des fausses membranes, les ganglions rétromaxillaires sont tuméfiés et douloureux. Voix éteinte. Toux croupale. Albuminurie — Pas de lésions pulmonaires appréciables. — Tirage très marqué. — Pas de cyanose.

L'enfant est anesthésié au chloroforme dont une *très petite* quantité est administrée ; après quelques inspirations l'enfant dort profondément. Le sommeil est resté calme pendant toute la durée de l'opération — Le pouls s'est un peu accéléré ; le tirage n'a pas augmenté, la cyanose n'a pas paru.

Au moment de la ponction de la trachée, il s'est produit un très léger spasme qui a cessé aussitôt l'incision terminée et la pince dilatatrice appliquée. Quelques efforts de toux rejettent par la plaie trachéale des fausses membranes — La canule est mise en place ; l'enfant est complètement éveillé, se tient seul sur son séant, le tirage a cessé, la respiration est régulière.

L'enfant a succombé le lendemain de l'opération au progrès de l'intoxication diphtéritique, avec une température de 40°.

OBSERVATION X.

Marguerite P., 3 ans, entrée le 3 décembre 1887, Salle des Croups.

L'enfant ne paraissait nullement malade, le matin même de son entrée. On l'examina cependant avec soin, son frère étant déjà atteint de diphtérie. On constata les signes les plus nets d'une angine diphtéritique confirmée. A son entrée : le pharynx est tapissé presque entièrement de fausses membranes peu épaisses, toux croupale, voix éteinte, commencement de tirage.

Plusieurs accès de suffocation dans le courant de la journée. A onze heures du soir l'opération est jugée urgente ; il n'y a pas de cyanose cependant le teint est plombé.

On administre le chloroforme ; l'anesthésie se produit lentement (cinq minutes environ) ; on est obligé de verser sur la compresse du chloroforme à plusieurs reprises. Il n'y a pas de période d'agitation.

Résolution complète. Pas de cyanose. La respiration est régulière, elle ne paraît pas plus gênée, le tirage n'augmente pas. On incise la peau, on dénude la trachée, celle-ci est ouverte, la canule mise aussitôt en place laisse échapper une notable quantité de fausses membranes, grâce à quelques efforts de toux qui cessent après quelques secondes. Le tirage a cessé, la respiration est régulière et calme, l'enfant sommeille paisiblement.

Le 19 décembre la température s'élève un peu. T. R. 39°. Signes peu marqués de broncho-pneumonie, ils s'accentuent les jours suivants, l'enfant néanmoins a survécu jusqu'au 31 décembre, elle est morte dans l'adynamie.

OBSERVATION XI.

Eugène B , 3 ans et demi, entré le 7 décembre 1887, Salle des Croups.

L'enfant n'est malade que depuis la veille, au dire de sa mère. Il aurait eu deux accès de suffocation.

Au moment où il entre, on constate que la luette, les amygdales, les piliers du voile du palais sont recouverts de fausses membranes.

Engorgement ganglionnaire parotidien assez marqué, toux

croupale, voix à peu près complètement éteinte, tirage très marqué, cependant pas de cyanose. Albuminurie. T. R. 37° 6. L'auscultation du poumon ne révèle rien d'anormal.

L'opération étant reconnue nécessaire, on anesthésie l'enfant au chloroforme; dès les premières inspirations il commence à s'endormir; après quelques secondes, il est en résolution complète et tout à fait insensible, sans avoir présenté la moindre phase d'excitation. La respiration est régulière. Pas de cyanose. L'opération est aussi facile que sur le cadavre, à peine quelques gouttes de sang. La trachée est incisée sans qu'il se produise un arrêt même extrêmement court de la respiration; la canule mise en place laisse échapper quelques débris membraneux expulsés par des efforts de toux. Le tirage a cessé, l'enfant éveillé va bien.

Dès le lendemain la température s'élève à 40°, on constate des signes évidents de broncho-pneumonie.

L'enfant succombe dans la même journée avec cette même température de 40° à des phénomènes d'asphyxie rapide.

OBSERVATION XII.

Pascal P., 5 ans, entré le 15 décembre 1887, Salle des Croups.

Depuis le 10 décembre l'enfant tousse un peu. Depuis le 12 sa voix est devenu enrouée, il a pâli et a perdu l'appétit.

Le 15 décembre, à son entrée, l'enfant paraît être sous le coup d'une intoxication déjà profonde, le visage est pâle, la voix et la toux sont éteintes, le pharynx est presque entièrement recouvert par des fausses membranes, tuméfaction ganglionnaire parotidienne. La respiration est un peu sifflante manifestement gênée, il n'y a pas de tirage. Albumine dans les urines.

Le 16 décembre le tirage est extrêmement marqué, le teint a pris une coloration plombée, pas de cyanose.

L'opération est décidée. On endort l'enfant au chloroforme. Après quelques inspirations, l'enfant dort profondément, (on a laissé tomber sur la compresse à peine 30 gouttes de chloroforme) la résolution est complète de même que la perte de sensibilité. La respiration est calme, régulière le tirage est le même, pas de cyanose. Le pouls est devenu un peu plus rapide. Il n'y a pas eu de période d'agitation.

On incise les tissus sans que l'enfant fasse le moindre mouvement. A peine la trachée est-elle incisée et la canule introduite à l'aide du dilatateur de Laborde que des fausses membranes sont rejetées par des efforts de toux L'enfant sommeille paisiblement le tirage a cessé, la respiration est régulière.

Dès le soir de l'opération la température qui, le matin, était à 39° 5, monte à 41° 2. On constate des signes évidents de broncho-pneumonie.

L'enfant meurt le lendemain soir d'asphyxie progressive après une période d'agitation extrême.

OBSERVATION XIII.

Jeanne D., 3 ans et demi. Entrée le 17 décembre 1887. Salle des Croups.

Il y a huit jours, la mère de l'enfant s'est aperçue qu'elle devenait triste et perdait l'appétit en même temps que sa voix prenait un timbre un peu rauque.

Depuis le matin du jour de son entrée, les troubles respiratoires ont fait leur apparition. L'enfant n'a pas eu d'accès de suffocation.

Au moment de son entrée on constate : une tuméfaction ganglionnaire légère dans l'angle du maxillaire inférieur, fausses membranes en abondance dans tout le pharynx. Teinte un peu cyanique des lèvres et des ongles. Abattement. Tirage extrême. Température normale. Rien aux poumons.

Toux aboyante, la voix n'est pas complètement éteinte.

La trachéotomie est urgente. On anesthésie l'enfant au chloroforme. La quantité donnée est des plus minimes. Après une minute à peine la résolution est complète. Insensibilité au pincement. Le pouls n'a pas faibli, la respiration ne s'accélère pas, elle est des plus régulières, le tirage diminue.

Incision de la peau et des couches superficielles. La recherche de la trachée et sa dénudation se font très lentement. Une première ponction est faite à la trachée, on voit l'air bouillonner à la surface de la plaie opératoire, l'aponévrose revient s'appliquer au devant de l'incision trachéale. Malgré cela la respiration ne s'altère pas. On incise l'aponévrose, la canule est mise en place à l'aide du dilatateur de Laborde.

L'enfant par un effort de toux rejette un peu de sang, on ne voit pas de fausses membranes. Le tirage a cessé, l'enfant sommeille paisiblement. La période d'excitation a fait complètement défaut.

Le 22 décembre on enlève la canule, le 26, l'enfant part guérie.

OBSERVATION XIV.

Marie-Louise D... 4 ans, entrée le 26 Décembre 1887. Salle des Croups.

L'enfant a eu la rougeole il y a huit jours. Elle allait bien quand il y a quatre jours elle devint triste.

Le docteur Audibert appelé constata tous les signes d'une angine diphtéritique. Depuis hier la toux et la voix ont pris un timbre voilé, la gêne respiratoire a fait en même temps son apparition ; elle a été en s'accentuant progressivement.

A son entrée : fausses membranes en abondance dans tout le pharynx, tuméfaction ganglionnaire considérable dans la région parotidienne. Toux et voix complètement éteintes. Tirage extrême. Teinte cyanique des lèvres et des ongles très marquée.

Malgré cela l'enfant est anesthésiée.

La résolution complète, l'insensibilité absolue sont rapidement obtenues avec quelques gouttes de chloroforme.

Pendant toute la durée de l'opération, la résolution est restée complète, la respiration ne s'est pas accélérée, la teinte cyanique n'a pas augmentée, le pouls est resté régulier, il n'y a pas eu le moindre arrêt de la respiration même au moment de l'introduction de la pince dilatatrice, en somme, on n'a pas eu un seul instant d'inquiétude. Le réflexe trachéal s'est produit au moment de l'incision de la trachée, et une fois la canule mise en place, la respiration s'est faite librement. Il n'y a pas eu de période d'excitation.

L'enfant succombe le lendemain de l'opération aux progrès de l'intoxication diphtéritique.

La petite malade qui fait le sujet de cette observation aurait pu évidemment ne pas être chloroformisée, l'anestéhsie étant suffisante, du fait même de l'asphyxie déjà avancée. Ce fait n'en est pas moins intéressant pour cela; il montre que, durant la période asphyxique, même à la fin de cette période, le chloroforme ne paraît pas augmenter les troubles respiratoires.

OBSERVATION XV

Claudius D., entré le 26 décembre 1887, Salle des Croups.

Il y a huit jours, un médecin a constaté une angine légère qu'il a cru n'être qu'une angine à points blancs. Hier, il a revu l'enfant et a trouvé le pharynx presque entièrement recouvert par des fausses membranes.

A son entrée, on constate qu'il existe une tuméfaction ganglionnaire notable dans la région mastoïdienne. Plaques diphtéritiques sur les amygdales, la luette et les piliers du voile du palais. Toux et voix éteintes. Commencement de tirage. Les poumons paraissent sains. Les urines contiennent des flots d'albumine.

Le tirage va en augmentant progressivement ; teinte bleuâtre des ongles et des lèvres.

L'enfant est endormi au chloroforme, il se débat assez violemment quand on veut appliquer la compresse chloroformée au-devant des voies respiratoires. La cyanose augmente un peu, le cœur présente quelques irrégularités, mais après quelques instants le pouls redevient régulier, la cyanose diminue, l'enfant est en résolution ; l'insensibilité est complète. On incise les couches superficielles et l'on dénude la trachée. A ce moment, la respiration devient irrégulière, on ouvre la trachée, le chloroforme étant enlevé : la canule mise en place donne issue à de nombreux fragments de fausses membranes, grâce aux efforts de toux que fait l'enfant.

La respiration est toujours irrégulière ; après quelques flagellations à l'aide d'un linge mouillé, elle se régularise.

Le tirage a cessé, la cyanose disparaît peu à peu.

Le 31 décembre, on enlève la canule. Le 5 janvier l'enfant part guéri.

OBSERVATION XVI

Philibert R., 8 ans, entré le 28 décembre 1887, Salle des Croups.

C'est un enfant robuste, très développé. Il serait malade depuis cinq jours. Depuis hier apparition de la gêne respiratoire ; on ne peut avoir d'autres renseignements ; tout ce que l'on sait c'est que l'enfant était traité depuis longtemps pour une affection hépatique.

Au moment de son entrée, le visage de l'enfant est vultueux, présentant une teinte légèrement cyanique. Les amygdales sont volumineuses, un peu déchiquetées. Les ganglions parotidiens sont tuméfiés, il n'y a pas de fausses membranes apparentes dans le pharynx.

La respiration est très accélérée, les inspirations sont longues suspirieuses, l'air paraît passer comme à travers une filière. Il n'y a pas de tirage véritable ; néanmoins, les muscles inspirateurs accessoires, se contractent violemment. Température R. 39° 8 — Les urines se coagulent presque complètement par l'acide azotique. L'auscultation du poumon ne révèle rien.

On anesthésie l'enfant. Une très petite quantité de chloroforme est employée. Le pouls ne se modifie pas, la respiration est régulière, elle ne s'accélère pas, la cyanose n'augmente pas. On enlève le chloroforme : la résolution est complète, l'insensibilité absolue. La période d'excitation a fait défaut.

Incision des téguments ; puis ouverture de la trachée ; on met la pince dilatatrice en place, l'enfant fait quelques mouvements des épaules en même temps que des efforts de toux expulsent une quantité énorme de fausses membranes. La canule est introduite, la respiration se fait bien, l'enfant est complètement éveillé.

Le 1er janvier 1888, nombreux râles fins dans le poumon gauche.

Le 3 janvier, l'enfant succombe à une broncho-pneumonie avec une température de 40° 8.

OBSERVATION XVII

Charles C., 7 ans, entré le 17 décembre 1887, Salle des Croups.

L'enfant est malade depuis six jours. Son frère qui n'a commencé à paraître souffrant que deux jours après lui, a succombé avec des symptômes de croup.

Le malade n'a pas eu d'accès de suffocation. Il est robuste, très ndocile ; aussi l'examen du pharynx est-il des plus difficiles. On ne voit pas de fausses membranes ? mais il y a une tuméfaction ganglionnaire parotidienne des plus nettes et en outre des plaques diphtéritiques sur les commissures labiales.

Toux croupale. Voix éteinte. Tirage léger. Albumine en très grande quantité dans les urines. Durant l'après-midi, l'enfant voulant absolument s'échapper de la salle, dut être maintenu au lit de force

Le soir, le tirage est extrêmement marqué ; le visage, les mains et les ongles en particulier ont une teinte d'un blanc mat tirant un peu sur le bleu violacé.

On endort le petit malade à l'aide du chloroforme.

L'anesthésie se produit en deux minutes à peine bien que l'enfant se débatte violemment. La résolution est complète, l'insensibilité absolue ; la respiration est régulière, moins gênée, le pouls présente quelques intermittences qui cessent après que le chloroforme est enlevé. Bien que l'opération soit pratiquée avec hésitation, l'enfant ne fait pas le moindre mouvement. Au moment de l'incision de la trachée, l'enfant s'agite un peu, la canule mise en place laisse échapper, avec des efforts de toux, un peu de sang et quelques débris membraneux L'enfant est complètement éveillé. La respiration est libre, il fait des efforts pour parler. Il n'y a pas eu de période d'excitation.

Le 22 décembre, la canule est enlevée ; l'enfant part guéri le 26 décembre.

OBSERVATION XVIII.

Marie Fanny J., 2 ans et demi, entrée le 7 janvier 1888, Salle des Croups.

L'enfant est peu développée, elle présente des déformations rachitiques très accentuées. Il y a dix jours que l'affection a débuté. La sœur de la malade a succombé à la Charité avec des symptômes de croup.

Lorsqu'on amène l'enfant, on constate une légère tuméfaction ganglionnaire dans la région parotidienne. Quelques plaques diphtéritiques sur les amygdales. Voix et toux complètement éteintes. Tirage très marqué. Commencement d'asphyxie blanche. — L'opération est jugée urgente.

On endort la petite malade à l'aide du chloroforme, le sommeil est obtenu très rapidement, la résolution est complète. La respiration est régulière, elle ne s'est pas accélérée ; le pouls est bon.

Il semble que l'enfant dort de son sommeil naturel. — La pâleur du visage n'a pas augmenté, la cyanose n'a pas paru. Incision des téguments, dénudation de la trachée. L'enfant continue son sommeil paisible, le chloroforme est enlevé. On incise la trachée, la pince de Laborde mise en place est remplacée presque aussitôt par une canule. A peine la trachée est-elle incisé, et la pince mise en place, qu'une quantité notable de fausses membranes est expulsée par des efforts de toux ; la respiration ne s'est pas arrêtée un seul instant.

L'enfant continue à dormir, les efforts de toux ont cessé, le tirage a disparu, les mouvements respiratoires se font bien.

La quantité de chloroforme employée a été de 4 à 5 grammes. — Il n'y a pas eu de période d'excitation. — L'enfant dont l'état général était des plus mauvais à son entrée, a continué à maigrir. Elle a succombé le 16 janvier sans avoir présenté de symptômes pulmonaires, et sans élévation de température. Les urines contenaient une notable quantité d'albumine.

OBSERVATION XIX.

Claude P. 3 ans 3 mois, entrée le 7 janvier 1888. Salle des Croups.

Depuis deux jours, la mère de l'enfant s'est aperçue qu'il était moins gai que de coutume. Dans la nuit du 5 au 6 janvier sa toux et sa voix ont pris un timbre rauque ; les troubles respiratoires ont fait leur apparition la nuit précédente Il n'a pas eu d'accès de suffocation.

A son entrée on constate que l'enfant présente une légère tuméfaction ganglionnaire en arrière de l'angle maxillaire inférieur. Plaques diphtéritiques tapissant tout le pharynx. Toux croupale, voix éteinte. Faciès vultueux, dilatation des petits vaisseaux de la face. Respiration très accélérée, tirage extrêmement marqué.

L'enfant est anesthésié au chloroforme il fait quelques mouvements pour se soustraire à l'action de l'agent anesthésique. Après trois minutes la résolution, l'insensibilité sont complètes. La respiration est régulière, calme ; elle ne s'est pas accélérée. Le pouls est bon et régulier. Incision des téguments, dénudation de la trachée. On opère pour ainsi dire comme sur le cadavre. La trachée est ouverte, la pince dilatatrice placée ; un effort de toux rejette un peu de sang et un très long lambeau membraneux. La canule est mise en place. L'enfant sommeille paisiblement, sa respiration est tranquille, régulière ; le tirage a disparu entièrement

Il n'y a pas eu de période d'excitation. — Pas un seul instant d'inquiétude.

Le 13 janvier, on enlève la canule.

Le 18, l'enfant part complètement guéri.

OBSERVATION XX.

Claudius M... 4 ans, entré le 20 janvier 1888. Salle des Croups.

L'enfant a eu, il y a un an, la rougeole et la coqueluche L'affection qui l'amène à la Charité a débuté il y a huit jours.

A son entrée, on constate dans le pharynx la présence de fausses membranes en assez grande abondance. Tuméfaction ganglionnaire légère en arrière de l'angle du maxillaire inférieur. Albumine en grande quantité dans les urines. Tirage commençant. Toux croupale. Voix incomplètement éteinte.

Le 21 janvier, la dyspnée a augmenté, le tirage est extrême, l'aphonie complète. Anesthésie au chloroforme, quantité très minime employée, production rapide de l'anesthésie. Résolution complète, insensibilité absolue sans période d'excitation.

Pas de troubles de la respiration ni de la circulation.

Incision des téguments, dénudation de la trachée, puis incision de cette dernière, la canule mise aussitôt en place donne issue à quelques lambeaux de fausses membranes teintes de sang. L'enfant continue à faire quelques efforts de toux, il est complètement éveillé.

Quatre jours après l'opération, on enlève la canule, on est obligé de la remettre à cause des accès de suffocation intense qui se produisent. Ce n'est que le 1er février qu'elle peut être enlevée définitivement. Les urines ne contiennent plus d albumine.

L'enfant part guéri le 17 février.

OBSERVATION XXI

Louis G., 3 ans et demi, entré le 24 janvier 1888, Salle des Croups.

L'enfant a eu la rougeole et la scarlatine. Il a toujours été un peu maladif ; depuis trois mois cependant, il se portait assez bien.

Depuis 3 ou 4 jours l'enfant aurait pâli et perdu l'appétit.

A son entrée, on constate des signes évidents d'angine diphtéritique très prononcée, mais sans croup. Le lendemain soir apparition de fausses membranes dans les fosses nasales avec ganglions parotidiens et sous-maxillaires. Le 26 janvier toux et voix éteintes. Un accès de suffocation dans l'après-midi. Tirage.

L'enfant est anesthésié au chloroforme, dont une très petite quantité est employée pour amener une résolution et une insensibilité complète.

Le pouls et la respiration sont restés réguliers, le tirage ne s'est pas modifié, mais n'a pas augmenté non plus. La cyanose ne s'est pas montrée. Il n'y a pas eu de période d'excitation.

Les plans superficiels qui recouvrent la trachée sont incisés, la plaie saigne assez abondamment. On incise la trachée, un peu de sang y pénètre, l'enfant prend une teinte un peu cyanique, un effort de toux chasse à la fois le sang et les fausses membranes une fois le dilatateur de Laborde mis en place. La canule remplace la pince dilatatrice, l'enfant respire librement, le tirage a cessé ; l'enfant se tient seul sur son séant et il est complètement éveillé.

Le 28 janvier éruption scarlatiniforme. Les jours suivants l'état adynamique s'est accentué, le petit malade a succombé le 30 janvier à l'intoxication diphtéritique sans complication pulmonaire, sans albuminurie, avec une température qui a varié de 38° 5 à 40°.

OBSERVATION XXII

Louis T... 6 ans, entre le 30 janvier 1888. Salle des Croups.

L'enfant qui a toujours joui d'une excellente santé, n'est malade que depuis quatre jours. Les troubles respiratoires datent d'hier.

A l'entrée on trouve des fausses membranes sur les amygdales. Toux croupale, voix éteinte. Tirage très marqué. L'enfant a eu un accès de suffocation quelques minutes après son arrivée dans la salle ; la cyanose qui a paru à ce moment, n'a pas persisté.

On trachéotomise l'enfant dans la soirée. Au préalable on lui fait respirer du chloroforme. On est obligé d'employer une dose considérable de chloroforme (10 gr. environ). L'enfant s'endort mais peu après il présente une période d'excitation des plus nettes, quoique de peu de durée.

Au moment où on fait la trachéotomie, la résolution est complète, l'insensibilité absolue.

L'opération a été des plus simples, à peine la trachée était-elle ouverte et la pince de Laborde appliquée, que des efforts de toux rejettent des fausses membranes teintes de sang. Le tirage a cessé, la respiration est régulière.

Le soir de l'opération, il y a un peu d'emphysème sous-cutané autour de la plaie, le lendemain la face est envahie. L'enfant succombe dans la soirée avec une température de 39° 3.

OBSERVATION XXIII

Marguerite R., 4 ans entrée le 21 janvier 1888, Salle des Croups.

L'enfant est malade depuis huit jours. Depuis hier voix éteinte. Depuis ce matin apparition des troubles respiratoires. A 4 heures du soir, le docteur Brizard trouve l'enfant asphyxiant. A son entrée à la Charité ; on constate des fausses membranes en abondance dans le pharynx. Voix et toux complètement éteintes. Tirage extrême. Asphyxie bleue des plus marquées. L'opération est urgente. Malgré cela on administre du chloroforme non sans une certaine appréhension. L'enfant résiste un peu ; malgré cela l'anesthésie se produit rapidement avec une très petite quantité de chloroforme. La résolution est complète, l'insensibilité absolue.

La cyanose n'augmente pas, la respiration ne paraît pas gênée davantage, le tirage reste le même. Il n'y a pas eu de période d'excitation. On incise la peau et l'aponévrose, la trachée est dénudée rapidement, on écarte le chloroforme l'enfant est complètement immobile. On ouvre la trachée et l'on place la pince dilatatrice : aussitôt deux ou trois efforts de toux rejettent une quantité considérable de fausses membranes. La canule est placée sans aucune difficulté.

L'enfant respire librement ; la cyanose disparaît aussitôt pour faire place à une pâleur d'un blanc mat. Le sommeil anesthésique continue mais léger. La petite malade s'éveille aussitôt rapportée dans son lit ; elle succombe dans la soirée aux progrès de l'intoxication diphtéritique.

Cette observation est à rapprocher de l'observation XIV. C'était un cas où l'anesthésie n'était nullement indiquée, elle a été faite à titre d'essai. Elle a montré que le chloroforme n'augmente pas l'asphyxie et que l'enfant même, lorsqu'il est déjà fortement cyanosé supporte assez bien une anesthésie prudente sans paraître en souffrir le moins du monde.

OBSERVATION XXIV

Jules J., 4 ans et demi, entré le 31 janvier 1888, Salle des Croups.

L'enfant est malade depuis 15 jours au dire de ses parents. Il tousse depuis 8 jours, depuis la même époque, il a des troubles respiratoires et des accès de suffocation peu marqués cependant.

Au moment de son entrée : la voix et la toux sont complètement éteintes. Tirage très accentué. Abattement. Pas de cyanose, pâleur du visage. L'examen du pharynx ne laisse apercevoir aucune trace de fausses membranes. Il existe une tuméfaction diffuse douloureuse en arrière de l'angle du maxillaire inférieur.

Anesthésie au chloroforme. L'enfant s'endort rapidement sous l'influence d'une très petite quantité de liquide anesthésique. Pas le moindre incident. La respiration est calme, régulière, on fait l'opération sans se presser, absolument comme sur le cadavre. On incise les parties molles, on dénude la trachée que l'on ponctionne, tout cela sans que l'enfant fasse le moindre mouvement On place la pince à trois branches, et aussitôt deux ou trois efforts de toux rejettent une quantité considérable de fausses membranes La canule remplace la pince : l'enfant va bien.

La période d'excitation a fait totalement défaut.

Le lendemain de l'opération, la température s'élève à 40° 4 sans cause appréciable, elle descend du reste rapidement à 38°,5 — 38° — l'enfant part complètement guéri le 15 février.

OBSERVATION XXV

Charles F., 26 mois, entré le 20 janvier 1888, Salle des Croups

L'enfant n'a paru malade que la veille.

Depuis le matin du jour où on l'amène à la Charité, les troubles respiratoires ont fait leur apparition.

Au moment de l'entrée de l'enfant, sa toux et sa voix sont éteintes. On aperçoit fort peu de fausses membranes dans le pharynx, le tirage est très marqué, les lèvres et les ongles ont une coloration bleuâtre.

L'enfant est endormi au chloroforme. Quelques gouttes de chloroforme amènent la résolution complète en deux minutes. Il n'y a pas d'excitation. Le tirage n'augmente pas, la teinte cyanique diminue, la respiration est régulière, le pouls également.

On incise les couches situées en avant de la trachée, le chloroforme est écarté, l'enfant ne fait pas le moindre mouvement. On ouvre la trachée, la canule aussitôt introduite laisse échapper des lambeaux de fausses membranes teintés de sang. Les efforts de toux cessent presque immédiatement. La respiration est tranquille, le tirage a cessé, l'enfant est complètement éveillé.

Les suites de l'opération ont été des plus simples, l'enfant part guéri le 31 janvier.

OBSERVATION XXVI

Chassaignac

Florence G., 5 ans 1/2, enfant d'une bonne constitution, a eu plusieurs maladies de la première enfance, mais sans suites graves.

Dans la nuit du lundi 12 janvier 1857, toux sans fièvre. On trouve l'enfant assez légèrement indisposée pour qu'on la laisse se rendre à l'école.

Le mardi 13, la toux devient plus fréquente. Elle augmente surtout vers le soir. On garde l'enfant à la maison, mais on ne lui fait pas prendre le lit.

Dans la soirée, la toux augmente et prend un caractère alarmant.

Bazin, qui voit l'enfant le lendemain, constate l'existence non douteuse d'un croup pseudo-membraneux et prescrit que le fond de la gorge soit fortement touché avec une solution de nitrate d'argent, de plus, on fera prendre à l'enfant le chlorate de potasse en potion et à dose suffisante.

Malgré cette médication, les accidents marchent, et le lendemain, jeudi 15, tout espoir de sauver la petite malade autrement que par l'opération, étant perdu, M. Bazin me fait appeler.

Après avoir placé l'enfant dans l'attitude voulue pour l'opération, je lui fais respirer le chloroforme en me conformant aux principes de la tolérance anesthésique. Bientôt nous obtenons un assoupissement complet, sans aggravation aucune dans l'état des symptômes.

L'enfant ne reprend sa spontanéité qu'au moment même où la canule est en place, et elle expulse sur-le-champ des lambeaux pseudo-membraneux.

A la fin de janvier, l'enfant était complètement guérie.

CONCLUSIONS

Que déduire maintenant des faits que nous venons d'analyser ? Pour nous, il est une conclusion qui s'impose, c'est que chez les enfants atteints de croup, l'anesthésie, pour pratiquer la trachéotomie, peut rendre de réels services.

L'anesthésie a effrayé bon nombre de chirurgiens, qui, se basant sur ce fait indéniable, que les enfants sont extrêmement sensibles à l'influence des agents toxiques, se sont refusés à les faire participer aux bienfaits de la chloroformisation.

Disons d'abord que le chloroforme n'est pas, à proprement parler, un agent toxique ; de plus, ce fait même de la susceptibilité des enfants pour les agents anesthésiques est une garantie de leur innocuité.

Moins considérable sera l'imprégnation du sang par le chloroforme, moins grandes seront les chances d'accidents. Sans admettre l'aphorisme de Sédillot : « que le chloroforme pur ne tue jamais, » ce n'est que dans un très petit nombre de cas que le chirurgien est autorisé à refuser à un enfant le bénéfice de l'anesthésie.

« Cette innocuité du chloroforme est due à la nature « même des phénomènes fonctionnels que l'enfant doit

« accomplir, et principalement à ce que celui-ci n'a pas « encore conquis l'âge de raison, n'a aucune émotion « morale, n'éprouve aucune appréhension des dan- « gers auxquels il peut être exposé, et se ed trouve la « sorte à l'abri de l'apnée que déterminent une grande « terreur, une émotion extrême et dont nous avons fait la « cause la plus importante des morts survenues pendant « l'administration du chloroforme. (1) »

Cette raison de l'innocuité du chloroforme, raison psychique, comme le dit son auteur, a peut-être quelque valeur; cependant il nous semble qu'il en est d'autres qu'on pourra mettre en ligne de compte avec plus d'avantages. Indépendamment des raisons que nous avons déjà données, rappelons, que tout ce qui domine pour ainsi dire la pathologie de l'enfance, ce qui en est le caractère physiologique le plus général, c'est l'activité du mouvement de nutrition, c'est-à-dire des échanges.

C'est ce qui explique la rapidité d'évolution d'une maladie chez les enfants et les détentes brusques qui surviennent d'une façon tout à fait imprévue. Ce qui est vrai en pathologie doit être admis pour l'anesthésie qui n'est en somme qu'un état pathologique artificiel. Les fonctions circulatoires, respiratoires sont beaucoup plus actives chez ces petits êtres, la perspiration cutanée et pulmonaire est relativement plus considérable que chez l'adulte, aussi l'équilibre entre l'inhalation et l'exhalation est-il plus parfait; et si le chloroforme est plus vite absorbé chez l'enfant, il s'éliminera aussi rapidement qu'il a été absorbé, avant que ces vapeurs aient pu altérer

(1) Thèse de Bergeron. — Paris, 1874.

en quoi que ce soit le système nerveux ou l'impressionner d'une façon trop énergique.

En résumé, de tout ce qui précède, il nous semble permis de conclure que :

1° Le chloroforme chez les enfants atteints de croup, est indiqué pour pratiquer la trachéotomie ;

2° Il agit à faibles doses et rapidement sans provoquer le plus souvent de période d'excitation ;

3° Il n'augmente pas l'asphyxie ;

4° Il fait cesser le spasme laryngien ;

5° L'opération est rendue plus facile par l'immobilité de l'enfant, l'absence de mouvements de la trachée, l'absence de congestion des veines du cou;

6° Loin de prédisposer à la syncope, il peut au contraire la prévenir en diminuant la *susceptibilité inhibitoire* de la région ;

7° Son administration n'influe pas sur l'évolution ultérieure de la diphtérie ;

8° Il permet de se passer de plusieurs aides ;

9° Il n'y a qu'une seule contre-indication à son emploi, c'est l'asphyxie avancée ou l'existence de lésions pulmonaires nettement constatée.

INDEX

Chassaignac. — *Gazette des Hôpitaux*, 12 avril 1855. De l'emploi des anesthésiques dans l'opération de la trachéotomie.

2° Traité clinique des opérations chirurgicales. Trachéotomie, 1862.

Observation et réflexion sur la trachéotomie dans le croup. *Gazette médicale*, 5 décembre 1857.

Evans. — *Edinb. med. Journ.* 1859.

Szymanowski. — *Prager Vierteljahrsch. f. d.* Prakt-Heilkunde, t. lxxix, p. 1, 1863.

John E. Erichsen. — *The science and art of Surgery*, 4e édit., London, 1864, p. 927.

Simon de Rostock. — *Deutsche Klinik* 1866, p. 378.

Howard Marsh. — *Saint-Bartholomew's hosp. Reports.* London, 1867, t. iii, p. 331.

F. Busch. — *Arch. f. kl. chirurgie*, t. xi, page 6, Berlin, 1869.

Thomas. — *The Lancet*, vol. ii, p. 446. 1872.

H. Bose. — *Arch. f. kl. chirurgie*, t. xix, p. 137. 1872.

Krönlein. — — — t. xxi, p. 253. 1877.

Max Schüller. — *Deutsche chirurgie*, von Billroth et Lücke, liv. xxxvii, p. 59. 1880.

Gerhardt. — *Handbuch der Kinderkrank*, 6e vol., 1880.

M. Mackenzie. — *Diseases of the Throat and Nose.* London, 1880, t. i, p. 547.

K. G. Passavant. — *Deutsche Zeitschrift*, f. chirurgie, t. xix, p. 352. 1883.

E. Durham. — *A. System of Surgery by Holmes and Hulke*, t. i, p. 771, 3e édition. London, 1883.

A. Jacobi. — *The medical Record New-York*, t. xxvi, p. 666, 13 décembre 1884.

S. Baruch. — *The medical Record New-York*, t. xxvi, p. 534, 15 novembre 1884.

H.-H. Lee. — *The medical Record New-York*, t. xxvii, p. 123, 31 janvier 1885.

Gouguenheim. — *Bulletin général de thérapeutique*, 30 mai 1884.

Ranke. — *Semaine méd.*, 1885, p. 333.

E. Owen. — *Purgical diseases of Children*, 1885, p. 35.

E. Winters. — *The medical Record New-York*, t. xxvii, p. 594, 30 mai 1885.

Packard. — *The medical Record New-York*, t. xxix, p. 687, 12 juin 1886.

Robert W. Levett. — *The medical Record New-York*, t. xxix, p. 384, 3 avril 1886.

Solis Cohen. — *Encycl. internat. de chirurgie*, t. vi, p. 91. Paris, 1886.

Schnitzler. — *Berl. klin. Woch* 1881, p. 69.

UHDE. — *Arch. für klin. chir.* 1869, t. XI, p. 274.

KUHN. — *Lehre von den blutigen operationem* (Band. V, p. 187 et 219).

Traité de Pitha et Billroth, — (Baud. III. abth. 1, lief. 5), 1880, p. 41.

F.-H. BOSWORTH. — *Manuel des maladies de la gorge et du nez,* 1881, New-York.

BRESGEN. — *Path. und therapie des Keiten Kehlkopfkran* 1884, p. 226.

CATTI (de Fiume). — *Congrès de Copenhague,* août 1884.

JENNINGS. — *Archiv. of pediatrics,* vol. I, n° 9, 15 septembre 1884.

SAJOUS. — *Diseases of the throut and nose Philadelphie,* 1885, p. 400.

R. W. PARKER. — *Trachéotomie dans le croup,* London H.-K. Lewis, 1885.

WARD. — *The medical Record New-York,* 2 janvier 1886.

F. NOVARO. — *Archiv. ital. di laringologia,* 1882-83, p. 20.

LE DENTU. — *Rapport sur quatre observations de trachéotomie avec chloroforme,* par M. Houzel (de Boulogne-sur-Mer), *Société de chirurgie de Paris,* 30 mars 1887.

Discussion de la Société de Chirurgie. — 6 et 20 avril 1887. — LE DENTU, TERRIER, VERNEUIL, LE FORT, etc.

MELCHOR TORRES. — *Contribucion al estudia dela traqueotomia y laryngotomia.* — Buenos-Ayres, 1880.

HARTMANN et H. BROCA. — *Revue de Chirurgie,* mai 1887.

R. PICHEVIN. — *Gazette des Hôpitaux,* 4 et 11 juin 1887.

D. BERNARD. — *Progrès Médical,* 1er octobre 1887.

Note sur une observation de trachéotomie pratiquée dans un cas de croup sous la narcose chloroformique.

BERGERON, Thèse de Paris, 1874.

Bulletin de la Société de Chirurgie, tome XIII, p. 212 et suivantes. — Avril et mai 1887.

Thèse de SOYER. Paris, 1883-1884.

DE SAINT-GERMAIN. — Leçon, 6 avril 1887, *Bulletin Médical.*

CADET DE GASSICOURT. — 20 novembre 1887, *Journal de Médecine de Paris.*

HÉNOCQUE. — Anesthésie chloroformique dans la trachéotomie. *Gaz. hebd. de Médecine et Chirurgie,* 1887, p. 245.

BROWN SÉQUARD. — *Bulletin médic.,* 1887, tome I, page 165.

ARLOING. — *Recherches comparatives sur l'action du chloral, chloroforme, éther.* Thèse 1879, Lyon.

Lyon. — Imp. Gallet, rue Poulaillerie, 2.

www.ingramcontent.com/pod-product-compliance
Ingram Content Group UK Ltd.
Pitfield, Milton Keynes, MK11 3LW, UK
UKHW020411230726
13925UKWH00004B/1356